Staread
星文文化

动养身，静养心

元气满满的四季动静养生法

[日]铃木知世/著
李子 白建/译

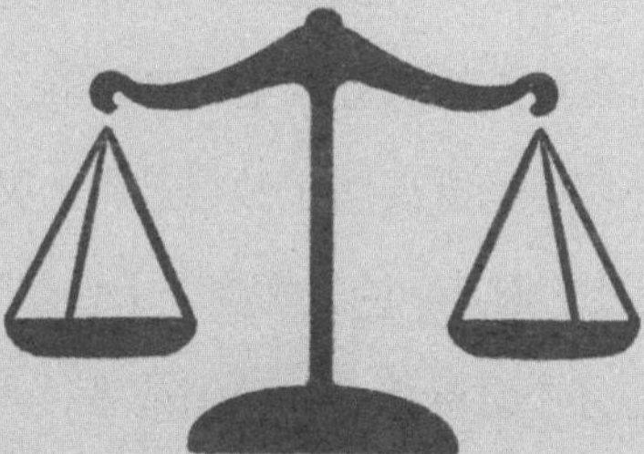

长江出版传媒
湖北科学技术出版社

序言

如何健康、舒适地过好每一天，很简单。

只要我们能做到“好好运动、好好休息、好好工作、好好娱乐”，就理应身体健康、精力充沛。

很多人可能会把这里的“好好”理解为“多”的意思，其实不然。我觉得“好好”应该是“刚好、恰好”的意思。

中医常用“中庸”一词，提倡凡事讲究平衡度。

工作过量、运动过量、饮食过量、睡眠过度……一切无视平衡度的行为，都会对人的身心产生不良影响。正如成语“过犹不及”所说，一切事物既要防止做得过火，又要忌讳做得不够。如何恰到好处地掌握其中的平衡度，十分重要。

但“中庸”也并不意味着任何事情或者行为都采取一个折中的态度。

在中医学，以及作为其基础的东方哲学中，根据季节、月份、星期等时间节点的划分，中庸所提倡的“恰到好处”的标准也有所不同。

当然，人的身体状态会在不同季节、月份、星期有所变化。所以我们在探索“恰到好处”的标准时，也必须把这些变化考虑在内。

我作为一名中医研究者，现在在日本的一家针灸院做院长，每年会接待 3000 名以上的患者。

我们针灸院首先追求的是通过治疗来帮助患者实现身心康复。同时，也会向患者传授一些在日常生活中可以自主实践的、调理和保养身体的方法。

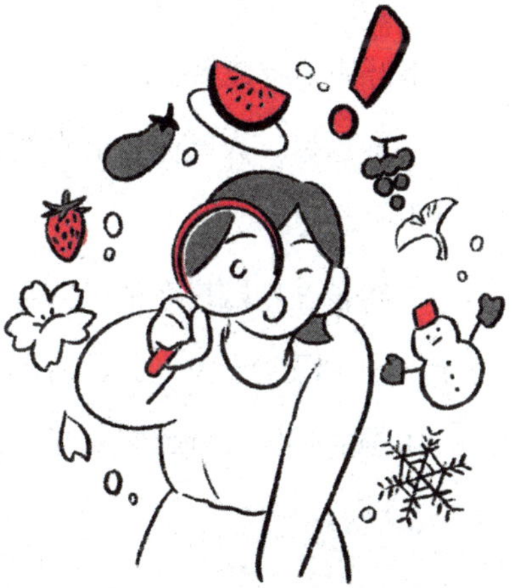

我们还会和患者共同探讨一些问题，比如：什么程度算是“恰到好处”，如何理解“中庸”的意义，等等。

本书以中医理论及我与患者探讨所得为基础，聚焦于身体的“动静平衡”，以季节、月份、星期为节点，向读者朋友们推荐一些“恰到好处”的健康养生法。

当今时代，是一个网络信息漫溢的时代，与健康相关的信息更是不计其数。可是，这些泛滥的健康资讯对我们的健康并无助益。

越来越多三四十岁的中年人正在被头痛、肩部酸痛、颈部酸痛、腰疼、生理痛、月经不调和失眠等症状所困扰。

究其原因，无非以下几个方面。

首先，信息泛滥造成选择困难，反而让人们找不到合适的健康养生法。

其次，从讲究顺应四时变化的中医的视角来看，很多看上去很好的健康养生法，其实并不符合中医“因时制宜”的原则。

很遗憾，大部分生活在西方文明中的日本人，并不了解这种中医的智慧。

我曾在中国广东的一家综合医院工作过，在那里有幸受教于一位中医学专家，并与各种各样的养生达人探讨养生话题。在中国的那段时间，我运用中医的智慧，帮助无数患者转危为安，恢复健康。

在中医的发祥地中国，中医的思维方式也根植于国民心中。

基于这一现状，我萌生了一种想法，希望能把自己在中医研究过程中所学到的养生方法整理出书，分享给大家。

在本书第 1 章中，我探讨了两个问题：一是人体的动静平衡为何如此重要；二是季节变换与人体如何相关联。这也是理解本书内容的基础。文中还提供了体质自查表，供读者参考。

第 2 章到第 5 章，详细描述了在各个季节、月份，人体状态有何不同。在此基础上，本书还每周推荐一组“动”与“静”结合的养生习惯，供读者实践。

希望本书可以为你的健康养生提供一些启发。

本书的使用方法

1

每一个“季节”页面，都有一个符合当季身体状态的主题。这一部分主要介绍我们的身体是如何随着季节、气候变化而变化的，还会推荐一些当季的健康小窍门，以及“几分动、几分静”的建议。

2

每一个“月份”页面，都会提供如何达到当月“动静平衡”目标的建议。为了实现这一平衡，这里会提供一些关键点及特别注意点。

3

在***1***与***2***的基础上，每周都会推荐一组“动静结合的养生习惯”。

让我们试着把在***1***和***2***中学到的养生法切实运用到生活中吧！

本书推荐的方法不局限于运动和肌肉训练，还有许多关于睡眠、拉伸、穴位按摩以及饮食相关的内容。如果某一周的方法你格外中意，后面也可以坚持做下去，回头复习之前的方法也没问题。请根据自己的身体状况，在力所能及的范围内，轻松、愉悦地实践起来吧！

重要的是，每一天都要关注自己的身体。
让我们从“动静结合的养生习惯”开始，
着手打造一个健康的自己吧！

1

春

2-4月

提升自我治愈力

“动”得舒缓，“静”得充分

促进新陈代谢，提升自我治愈力

2月立春的到来，宣告了春季的开始。随着由冬到春的季节交替，人体会进入新陈代谢的旺盛期。因此，春季不仅是一年一度的“返老还童季”，也是一年之中最重要的养生季。

冬季，人的身体就像泥土中沉睡的种子一样，处于静默的蛰伏期（见5页）。到了春季，随着日照时间变长，种子会萌芽、生叶、逐渐长大。同样，人体也会在春季发生一系列的变化。

所谓“新陈代谢”，就是新的细胞不停生成、旧的细胞不断死去。

婴幼儿的新生细胞数量大于死亡细胞数量，所以婴儿的身体会不断成长。而老年人则恰恰相反，他们身体中的死亡细胞数量逐渐大于新生细胞数量，所以身体会越来越纤细。

新生细胞数量比死亡细胞数量多，意味着人的新陈代谢旺盛。这也正是春季能被奉为“返老还童季”的原因。

旺盛的新陈代谢，可以帮助有病、有伤的身体加速康复。这种康复能力被称为“自我治愈力”或“自然治愈力”。

对其他季节来说，春季才会有的旺盛的新陈代谢是可望而不可及的。想要提升自我治愈力，就得想方设法在春季提升身体新陈代谢的速度。我们要把这句话牢记在心：一年之计在于春，养生也不例外。在春天把身体调理好，就是为舒舒服服地过好这一年打下基础。

天气转暖后，人体的基础代谢开始下降。基础代谢，指的是人体（维持体温以及心肺呼吸等）生命活动所需的最低限度的能量。

冬夏两季气候条件相对严苛，人体的基础代谢会为了维持体温而提升。而春秋两季气候条件相对温和，利于人体高耗能，此时的人体自然而然就进入了节能模式。因此，基础代谢较低的春秋两季，正是人们养精蓄锐的绝佳时机。

046 047

2

2月

运动 40%

休养 60%

尽情享受日光浴

◎借助太阳的能量来唤醒身体

立春之后，日照时间逐渐增多，我们的身体也努力想要从“冬眠”的状态中苏醒过来。但由于整体气温依然较低，冷风吹到身上，仍有种刺骨的寒冷。中国有一句俗语“春风刺骨”，就是形容这一时期的身体感受。同样，日本也有类似的表达。季风从西北方向吹来，降低了人的体感温度。刚刚准备苏醒的身体，感知到这种寒冷后开始退缩，甚至又回到“冬眠”的状态。

告别了冬季，2月开始我们要有意识地“动”起来。这时我们的身体还没有完全苏醒，因此一定要注意“动”得舒缓。在本月中，“静”的比例大一点也没有关系。

在关于春季的解说（见46页）中我们讲过，人体和大自然一样，都有一个“种子萌芽”的过程。这是一段“静静隐藏的事物开始跃跃欲试”的时期。可以说2月是一年中的“苏醒之月”或“试运行之月”。

本月的运动量，请参考接下来的每周动静养生习惯。按照这个标准去做，就可以达到“四分动”的目的了。

2月的头等大事就是：有意识地进行日光浴。有阳光的日子就出门走走，去充分吸收太阳的能量吧。日光浴会帮助人体提高新陈代谢，早日从“冬眠”的状态中醒来。

此外，2月也是传染病多发的时期，需要格外注意防护。外出时，不要根据日照情况来判断气温，建议多加一件衣物来防寒。尤其要重视脚部的保暖。散步时，一边缓慢地、大幅度地挥动手臂，一边寻找身边的春天吧。

◎从春天出发，提高新陈代谢的关键所在——水

2月，是人体从冬季模式切换到春季模式的重要月份。

随着日照时间变长、新陈代谢增强，体内水分不足的情况时有发生。水分是细胞分裂的必要条件，所以必须保证水分的充分摄取，每天至少摄入2L。建议入睡前在枕边备上500ml的矿泉水，方便夜里醒来时及时补水。

有时，我们迟迟不能从冬季模式中走出来，仍然无精打采、兴趣索然，干什么都提不起劲来。有时还干脆“摆烂”：“今天没做什

050 051

3

2月

◆第1周◆ ◆动◆

早起后，享受10分钟日光浴[1]。

本周“动计划”打卡

☐________ ☐________ ☐________

2月

天冷的时候，我们总想睡懒觉。的确，充足的睡眠固然对身体十分有益，但在春天，多晒太阳，保持充足的日晒才是重中之重。2月的第1周，试着早起去做日光浴吧！

能做到早起，就值得自我肯定！在晨光中，一起来伸个大大的懒腰吧。

本周头发不宜扎起，自然地散着就好。这样有利于气血运行，更有利于生命力在全身的运行。同样，发卡、项链、耳钉等金属类装饰物也暂时收起来吧。这样自然的我们，更容易吸收太阳的能量。

早晨的阳光会使人涌起源源不断的能量。因此身体状态格外不好的时候，建议在早晨去做日光浴，每次至少要做10分钟。如果时间和身体情况允许，则多多益善。在户外阳光下活动或散步1小时也是不错的安排。在阳光下进行日光浴的时间越久，我们获取的能量就越足。沐浴晨光，总能给人一种焕发新生的感觉。

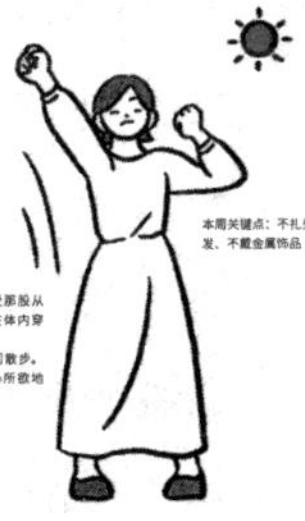
本周关键点：不扎头发、不戴金属饰品
脚踏大地，感受那股从足尖到头顶，在体内穿行而过的力量。
伸展关节，出门散步。
悠然自得、随心所欲地活动起来吧！

1 日光浴，是一种利用日光进行锻炼或防治慢性病的方法。主要指让日光照射到人体皮肤上，引起一系列生理、生化反应的锻炼方法，一般以达到健身治病为目的。

056 057

目录

第1章 健康身体养成法

第2章 春 提升自我治愈力

第3章 夏 调整心理状态

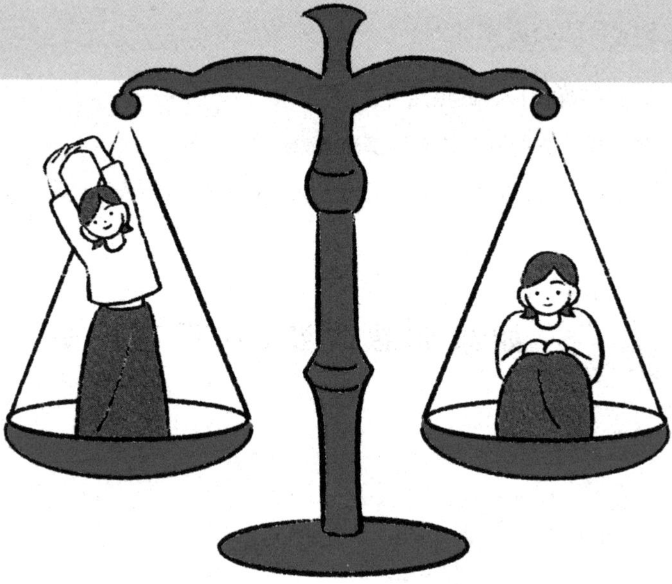

第 1 章

健康身体养成法

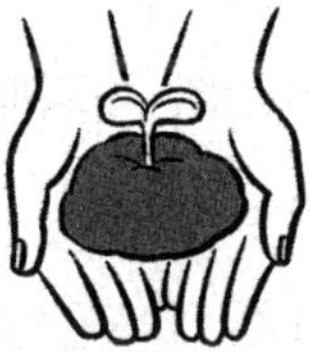

以“动静平衡”打造健康身体

相信每个人都有过那种莫名觉得身体不适、倦怠乏力的时候。

虽然不至于看医生，但就是感觉身体发沉，还有一种难以名状的不畅快。久而久之，有人甚至由此发展为慢性的亚健康状态。

的确，我们生活在一个容易疲倦的时代。单单完成工作、家务、照顾孩子这些常规事务，就已经让人身心疲惫。除此之外，我们每天还需要面对不同的挑战，做各种各样的决断，有时觉得精疲力竭也在所难免。

值得一提的是，我们这代人可以说是人类历史上过度用眼情况最严重的一代人。而用眼过度又容易导致头疼、思维缓慢等问题，我们的健康状态也会随之恶化。

针对这种现代人的健康困境，中医提供了一种新的养生方式。

中医认为：身体与自然如果能够“合拍”，就可以达到理想的健康状态。通过观察日出日落、季节变换，中医总结出了自然万物的运行规则与节奏，又利用自然的力量，规避不良的影响，从而达到调理身体的效果。也就是说，只要我们根据季节的变换来调整自己的养生方法，就可以打造健康的体魄！

本书向大家介绍的养生法讲究“与季节合拍”，主要聚焦于如何“动”与如何“静”上。

◎“动”与“静”的好习惯

很多人可能认为，所谓“动”指的就是运动，“静”指的就是“什么也不做”或者睡觉。确实，从字面意义上来说，这么想也没什么不对。

那么此时此刻，你正在“动”还是“静”呢？你可能会回答，“我在看书。”看书，是算“动”还是算“静”？事实上，除了确定睡眠状态中的你是“静”之外，其他很多时候，我们都难以界定自己属于哪一种状态。

当我们试着回想昨天是怎么度过的时候，你会发现，“运动”和“什么都不做”这两种独立状态在我们的一天中并没有占据多少时间。

当然了，“从早到晚都在运动”和“身体不适，整日卧床不起”这两种情况也是存在的。但是对大多数人来说，“动”与“静”的区分不明确才是常态。

所以，为方便阅读，本书在此划定范围，来区分“动”与“静”的习惯，详情如下。

“动”的习惯——

如运动、拉伸等。包括可以让身体更好地运转，促使自己更好地完成工作或家务的饮食行为、穴位按摩和其他活动。

“静”的习惯——

如睡眠、休闲等。包括可以使自己情绪稳定，帮助身体“平息动乱”的饮食行为、穴位按摩和其他活动。

“动”不单纯地指那些激烈的体育运动。“静”也不单纯地指蒙头大睡或是彻底“躺平”、无所事事。打造一个健康的体魄，每一天的饮食安排和轻度拉伸、穴位按摩这样微小的努力也至关重要。

在此定义之上，本书主张每一位读者都能在自己力所能及的范围内，有意识地“动”起来，“静”下来。

◎季节与人体的节奏相联动

中医认为，随季节变换来调节人体的动静平衡对健康十分有益。也就是说，我们需要在不同时期通过增减“动”与“静”的比例，以达到理想的平衡状态。

在中国古代，人们可以游刃有余地利用太阳、风、雨等自然条件来经营农业。他们通过分析生物在不同季节里生命活动的特点，总结出了“四气”。

“四气”规律自然也适用于人类。在两千年前的中国著作《黄帝内经》中，有一篇“四气调神大论篇”，其中将“四气”与春夏秋冬四季相对应，提出了“生长收藏”的概念。本书在此基础上于夏秋之间新增了一个时期，也就是中医提出的第五季——长夏。并以二十四节气（根据太阳的运动轨迹将一年分为24等份的特定节令）

【各季节特征与动静平衡状态】

	春－生	夏－长	（长夏[1]）	秋－收	冬－藏
月	2—4月	5—7月	8月	9—10月	11—次年1月
季节特点	万物复苏、草木萌芽的季节。蕴藏于足部的“气（能量）”不断上行。	阴阳之“气”交汇，万物隆盛的季节。其间，花朵受粉、结果，人体能量“全开”。	夏秋之间，高温多湿的雨季。	收获、结果的季节。是一年中“阴气”开始汇聚的季节。空气干燥、清爽，动物减少，植物枯萎。这一季的特质为“收”。	“阴气”不断扩大，万物静默、沉寂的季节，默默地孕育生命（力）的季节。
新陈代谢	↗↗	↗	↘	↘	↘↘
基础代谢	↘	↗	→	↘	↗
身体状态	告别冬季，焕然一新，新陈代谢力及自我治愈力大幅提升。	新陈代谢与基础代谢最为旺盛，最适宜运动的季节。	身体的恢复能力降低。酷暑导致能量消耗大，使人更容易疲惫。	为了迎接冬季到来，身体进入节能模式。最容易发胖的时期。	人体为对抗寒冷，能量消耗有所增加。同时新陈代谢减弱，进入能量贮藏模式。
“动”	舒缓	充分	舒缓	舒缓	舒缓
“静”	充分	舒缓	充分	舒缓	非常充分

1　中国地域辽阔，南北各地气候有差别，在立秋至秋分期间，大部分地区仍炎热，每年三伏天的末伏还在立秋后，所以这段时间被称为“长夏”。为便于记忆，因立秋多在8月上旬，故本书把“长夏”的时间范围简化为8月。

为基础，把 2—4 月定为春，5—7 月定为夏，8 月定为长夏，9—10 月定为秋，11—次年 1 月定为冬。通过对应的图表，我们可以看到每个季节的特点，了解本书所提出的基本循环。

在表格中我们可以看到，人体的状态与季节的特征相关，还会随之产生变化。具体内容将在本书第 2 章以后展开介绍。除“生长收藏”的特点之外，日照时间和气候（包含气温、湿度、风速等因素）也是季节变换的重要轴线。

日照时间及气候发生变化时，人体的新陈代谢和基础代谢也随之变化。新陈代谢的作用，是促使人体旧细胞的死亡，新细胞的诞生。而基础代谢，指的是人体维持生命（如维持体温和心肺呼吸等）所需最低限度的能量。我们需要在综合考虑这些变化的基础上，去调节“动”与“静”的行为比例。

此外，中医的“五行论（见第 13 页）”认为，人体的各部分与季节密切相关。随着季节变换，人体的各部分也随之变化。因此，为了达成打造健康体魄的目的，我们采取的方案也理所应当要随着季节的变化而改变。

本书推出的“动静平衡养生法”，就是通过掌握季节变换与人体变化之间恰到好处的平衡来实施的。

接下来，让我们来共同学习中医的基础知识。如果想要快速进入“每周健康习惯”环节，可以直接跳到第 2 章往下读。遇到问题时，再返回本章学习。

◎经过数千年的时光洗礼，不断发展至今的中医

中医是一门基于东方哲学的医学，而东方哲学又是以古代中国的经典著作《易经》为基础形成的。

东方哲学的根本思想是“天人合一”。这一思想提倡人体、天体、地球都遵循着同样的规律，认为天、地、人都是按照一定的节奏运转的。“天人合一”思想的现实依据始于人们对“一根柱子”的影子的观测。通过观测天体，人们掌握了月亮盈亏的规律，以及行星（水星、金星、火星、木星、土星）运行的规律，制成了日历，并在 3500 年前就已经清楚地计算出一年有 365.25 天。此外，人们还明确了播种、收割、放牧等生产活动的最佳时机，这个“最佳时机”被称为“时”。懂“时”的人与不懂“时”的人相比，在实践中获得的成果、收益会有所不同。“时”影响着农作物的收获、人的财富。

财富的持续积累形成资产，进而促成皇家、王族、贵族阶级的产生。掌握了资产的富人群体从痛苦与不安中解放出来，开始探寻长寿之道，从而促成了中医的诞生。

就这样，数千年来，中医在当朝官方的庇护下，不断发展至今。

◎从阴阳论的角度来理解“动”与“静”

我们前面提到过“一根柱子”的故事。先人们从上古时期开始，通过一点一滴的观察与记录，最终在西周时期得出这样的结论：一年中，柱子的影子最短的一天叫作夏至，最长的一天叫作冬至。先人们把向阳（日光充足的地方）称为“阳”，把背阳（日光照不到的地方）称为“阴”，这就是“阴阳论”的起源。

阴与阳，无法脱离彼此独立存在，这叫作“阴阳依存”。阴与阳的要素相互制衡，但并不总是“旗鼓相当”，而是在上限与下限之间反复波动、变化，这种变动就叫作“阴阳消长”。不仅自然现象如此，人体也符合“阴阳依存”“阴阳消长”的规律。

通过后面的这幅太极图，我们可以看到阴阳平衡是如何随季节变换而变动的。

关于本书中的“动”与“静”，让我们对照中医理论来思考一下吧。与“动”与“静”相似的，还有一对“动”与“养”的概念。世间的一切，都由处于阴阳两极的事物组合而成。“动”与“静”，“动”与“养”，自然也都包含其中。此外，白天与黑夜、天空与大地、强与弱、热与冷，等等，都可以用阴阳来区分。

阴与阳在彼此制衡的同时，遵循着一定的规则，不断地变化着。

“动”与“静”也同样如此。

也就是说，“动”与“静”也需要按照一定规律，取得一种平衡才好。

【跟随季节变化的“阴阳”】

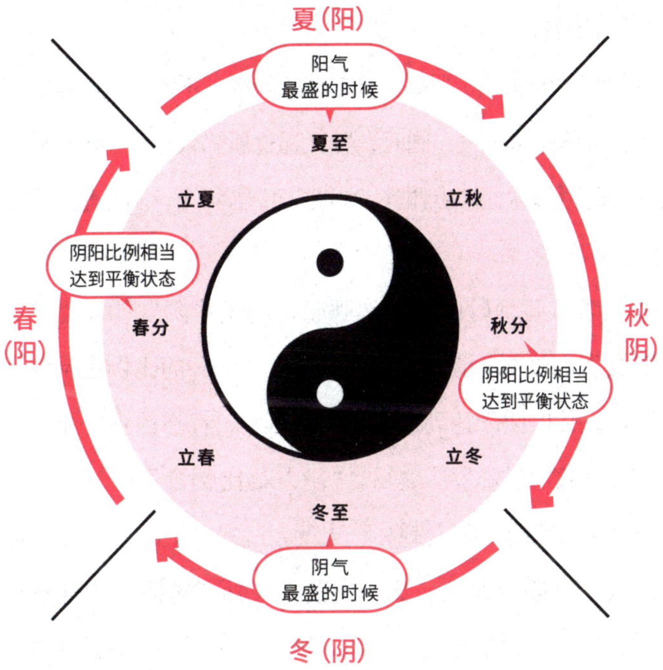

春（阳）立春（2月4日前后）到立夏前的3个月

夏（阳）立夏（5月5日前后）到立秋前的3个月

秋（阴）立秋（8月7日前后）到立冬前的3个月

冬（阴）立冬（11月7日前后）到立春前的3个月

◎人的生命始于“全阳”终于“全阴”

人体之中也存在阴阳。出生前的胎儿是“全阳”的，是没有一点“阴”的存在。

母体腹中的胎儿，“肺”中充满了肺水，不能自主呼吸，只能通过脐带从母体获取氧气。同时，胎儿通过新陈代谢产生的废物，也要通过脐带返回母体，排出体外。因此，中医认为，胎儿是凝聚了生命力的“全阳”之身。

婴儿呱呱坠地时的第一次呼吸，就是“阴”的起点。此后，“阴”会逐渐增多。在人的幼年时期，“阳”的比例压倒性地大于“阴”。人体的阴阳达到最佳平衡的年龄，存在性别差异——女性是 28 岁，男性是 32 岁。之后，“阴”的比例会逐渐超过“阳”，直到身体中所有的“阳”耗尽，人就会达到“全阴”，迎来死亡。

因为“全阳”是在“出生之前”，而“全阴”出现在“死亡之后”，所以人只要出生后活着，就一定是阴阳共存的状态。在生物生存的世界中，“全阴”与“全阳”都是不存在的。

在五脏之中，最先老化的器官是肺和肾。因为肺和肾分别肩负着人的呼吸以及处理人体水液代谢物的重担。如果人在步入 30 岁后，能够开始重视肺和肾脏的保养，就可以健康地度过下半生。所

【一切都在阴阳平衡之中】

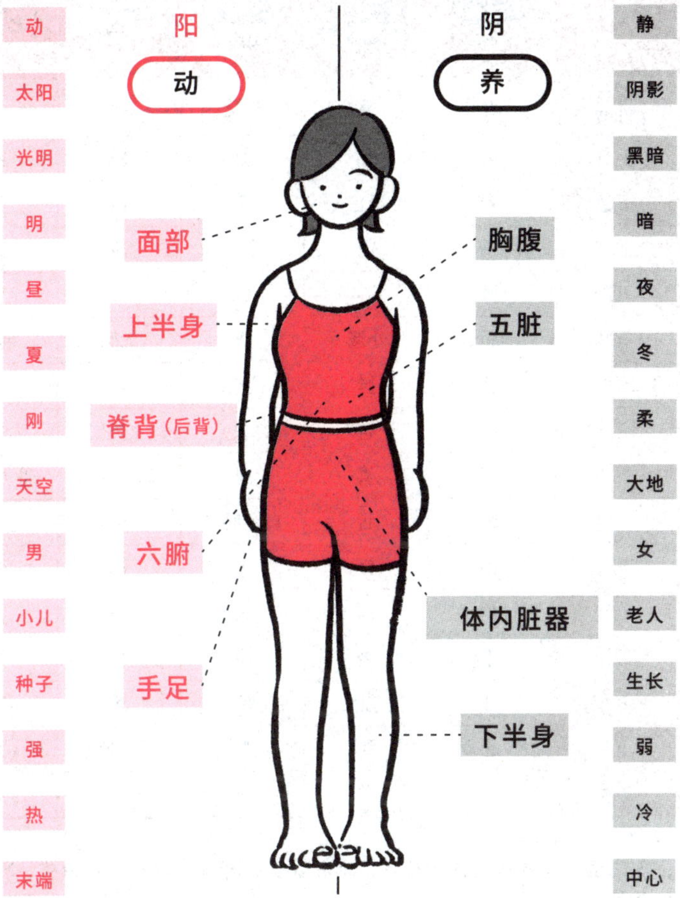

动
太阳
光明
明
昼
夏
刚
天空
男
小儿
种子
强
热
末端
阳
动
面部
上半身
脊背（后背）
六腑
手足
阴
养
胸腹
五脏
体内脏器
下半身
静
阴影
黑暗
暗
夜
冬
柔
大地
女
老人
生长
弱
冷
中心

【体现五脏·人体·食物相关性的《五行分类表》】

	五行	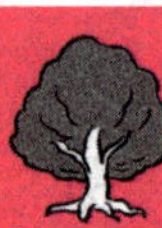 木	 火	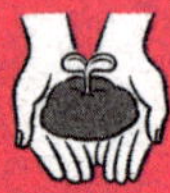 土	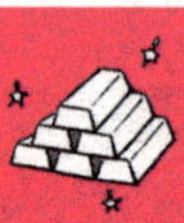 金	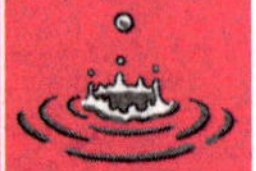 水
五行的基本	五行（季节）	春	夏	长夏	秋	冬
	五气	风	热	湿	燥	寒
	五色	青	红	黄	白	黑
	五方	东	南	中央	西	北
五脏与身体的关系	五脏	肝	心	脾	肺	肾
	五腑	胆	小肠	胃	大肠	膀胱
	五主	筋	脉	肉	皮	骨
	五味	酸	苦	甘	辛	咸
	五志	怒	喜	思	悲（忧）	恐（惊）
	五官	眼	舌	口（唇）	鼻	耳
	五液	泪	汗	涎	涕	唾
	五华	爪	面	唇	毛	发
滋补五脏的食物	五果	李	杏	枣	桃	栗
	五菜	韭	薤[1]	葵[2]	葱	藿[3]
	五谷	麦（小麦）	黍[4]	稗[5]	稻（米）	豆（大豆）
	五畜	犬	羊	牛	鸡	猪

1 薤，多见于长江流域及南方地区。别称藠头、野薤、野葱、薤白头、野白头、小根蒜等。

2 葵，锦葵科锦葵属植物，别称冬寒菜、冬葵、野葵等。

3 藿，别称豆叶子、豆藿、豌豆尖儿。

4 黍，一种粮食作物，与稻类相似，果实煮熟后有黏性，别称黄米。

5 稗，禾本科，稗属一年生草本植物，别称稗子、稗草。

以本书所推荐的养生法，也主要面向“阴”的比例增长较快的 30 岁或 40 岁以上的人士。

人的一生就是这样由“阳”到“阴”的过程。小儿属“阳”，老人属“阴”。在此基础上，人体的内部也存在阴阳。比如，上半身是阳，下半身是阴。在后面的图中，我们可以一目了然地看到人体内的“阴”“阳”分布。

◎“动”与“静”的指导方针——“五行论”

“五行论”是本书推行的四季平衡养生法的重要指导方针，也是东方哲学的基本思想。“五行分类表”就是中医运用“五行论”总结、提炼出来的重要内容。表中体现了季节与五脏、身体与食物的关联性。关于“五脏”的话题，我们会在本书第 15 页、第 16 页详细展开。

五行概念始于《尚书》，起初单纯地指代水、火、木、金、土五种常见的自然物质材料，后经春秋战国至两汉的发展演变，在相生相克思维的基础上，又附之于阴阳、四时、五方、五德等元素，形成了一个完整的五行系统模型。“五行论”是运用“木、火、土、金、水”五种性质的能量物质，对世间万物进行分析、分类并使其体系化的学说。

◎人体运转的能量之源："气、血、水"

接下来，我们来解说一下中医关于人体运转的理解。

中医认为人体内有"气、血、水"三种能量在进行循环。

"气、血、水"是人体五脏六腑、经络（气的通道）的活动之源，是人体运转必不可少的物质。

"气"是身体的动力，在人体内运转，也可以解释为"能量"。"气"可以进一步被细分为"精、气、神"。"血"指血液。"水"则指血液以外的体液，如眼泪、汗液、口水、鼻涕、尿液等。

气

支撑人体活动的动力、能量。

- 精 气的源头。
- 气 充满身体，支撑人体活动的东西。
- 神 统管生命活动的主宰。

血

指血液。
血热容易引起过度免疫反应。

水

也称津液。津液就是除血液之外的体液，如眼泪、汗、口水、鼻涕、尿液等。

◎养好六脏，安康无恙

人的生命力之源，在于脏器。五脏调和，才能健康常在，保持年轻与活力。

本书所讲的五脏一般指“五脏六腑”。中医认为，由于心脏包括“心”和“心包”，所以人有12个脏器，即“六脏六腑”。

六脏：心脏 肝脏 脾脏 肺 肾脏 心包

六腑：小肠 胆囊 胃 大肠 膀胱 三焦

六脏与六腑互为表里，结伴工作。图中列出的脏器，上排为“表”，下排为“里”，它们之间形成一种对应的关系。比如：心脏与小肠相表里，肺与大肠相表里，等等。其中，“心包”所对应的“腑”为“三焦”。所谓“焦”，是人所拥有的三种能量的集合，分为“上焦（心脏、肺）”“中焦（脾脏、胃）”和“下焦（大肠、小肠、肾脏、膀胱）”，三者处于一种平衡状态。

为了与西方医学相区别，本书以“心、肝、脾、肺、肾”这五个字来表示中医所指的五脏。中医所说的“肝”与西方医学所说的“肝脏”不是一个概念。“肝”比“肝脏”具有更广泛的生理机能，除了驱使“气、血、水”在体内循环的功能之外，还能左右心脏的状态。其他的脏器也是如此。本书中的“脏腑”与西方医学中的“内脏”，原则上也是有区别的。

本书第12页的“五行分类表”依据中医知识对五脏进行了分类。关于五脏的概念，在第2章以后会频繁出现，我们在这里详细阐述一下。

心——指包含心脏、血管等在内的整套循环系统。心是驱动（包含五脏六腑在内的）全身气血循环的脏器，同时支配五脏六腑。此外，心还支配着与人的意识、思考相关的心理活动。

肝——是通过调节气血运行、贮藏血液，来调整全身血液流量的脏器。此外，还负责向人的肌肉乃至指尖输送血液，因而也具有维持人体运动功能的作用。

脾——是负责输送养分的核心脏器。人体从食物、饮料中吸收的养分，由脾运化至全身，营养脏腑血气。

肺——指包含皮肤在内的整套呼吸系统。通过人的呼吸来吸收阳气，再将血液与津液输送至全身。

肾——是调节人体内水分平衡的脏器，是人的先天之本，生命之源。

◎ “时辰养生法”——能够有效促进身体健康

你听说过“时辰养生法”吗？“时辰养生法”是一种调养身体、治疗病症的方法。它将 24 小时 12 等分，结合六脏六腑各自活跃的时间段对身体进行针对性的调理和养护。现在，这种方法在西方医学领域也开始被广泛运用，被称为“时间治疗法”。举例来说，我会在肝脏最活跃的时间段给肝癌患者用药，且已有案例证实，在该时间段用药，即使用药剂量是平时的 3 倍，给肝脏带来的负担都小于平时的负担。

后图中，我列出了六脏六腑最活跃的时间段以及与该时间段对应的养生方法。如果能将这些方法运用到实际生活中，会达到为脏腑“减负”的目的，使它们更加精力充沛。

对于如何活用时辰养生法，我们来举两个例子。比如，胃经在早晨 7—9 点之间最活跃，如果我们能在这一时间段内吃早餐，那么在 9 点左右，胃就可以完成包含消化在内的全部工作。紧接着是脾经开始活跃的时间段，此时脾经如果能接收到通过胃经消化后的养分，就可以以最高效率为身体各部分运送能量。

再比如，通常情况下，身体在深夜应该处于熟睡状态。如果一个人常出现失眠症状，或者总在某个特殊时间段醒来，可能是这一时间段对应的活跃脏器出现了问题。如果总在凌晨三四点醒来，那就要考虑肺气不足的问题。如果常常因为身体不适而醒来，那就属于气滞的症状。

【巧妙利用时间，调理六脏六腑】

十二时辰	时间	活跃的脏器	推荐的养生活动
子时	23 时—次日 1 时	胆囊	想要提升决断力，建议这一时段保证充足的睡眠。
丑时	1—3 时	肝	想要缓解压力、保护视力、保证肌肉的健康，建议这一时段保证充足的睡眠。这是缓解疲劳的最佳时间段。
寅时	3—5 时	肺	想要提升免疫力，促进病体康复，调节呼吸，建议这一时段保证充足的睡眠。这一时段的睡眠还保障着人体日常的无意识活动得以顺利进行。
卯时	5—7 时	大肠	身体苏醒的时段。这一时段按摩腹部，可以起到提升人体免疫力，帮助夜间入睡的作用。
辰时	7—9 时	胃	好好吃早餐。身体在这一时段需要最大程度摄取食物能量，其摄取量可达到一天食用量的 50%。这样可以最大程度地减轻脏器的负担。即使在节食期，也不要忽视早餐。
巳时	9—11 时	脾	这一时段建议专注于工作。
午时	11—13 时	心	建议午餐占早餐分量的 60%。餐后午休，可以使眼睛和大脑得到休息。
未时	13—15 时	小肠	预防衰老和提升听力的时段。如果你感觉耳朵的劳累和不适感明显增加，那么 13:00 起开始午休会对你有所帮助。
申时	15—17 时	膀胱	这一时段按摩背部效果最佳。对背部、足部、头部的按摩，可以起到“重启”身体的作用。

续表

十二时辰	时间	活跃的脏器	推荐的养生活动
酉时	17—19 时	肾	建议晚餐的分量占早餐分量的 40%，以蒸、煮蔬菜为主。值得注意的是，热量的过度摄入会增加脏器的负担，加速脏器的老化。
戌时	19—21 时	心包	心包经是掌管快乐的经络。这一时段建议你做自己喜欢的事情，充分取悦自己。这种快乐可以有益你的身心健康。
亥时	21—23 时	三焦	睡前需要调整好身体的温度。肚子凉的话，要焐热了再睡。在这一时段之前入浴，能够帮助身体安静下来。

◎对人体有影响的自然环境（“六气”与“六邪”）

外界环境，即自然界的气候变化，对人体有着很大影响。人们把外界环境分为“风、寒、暑、湿、燥、火”六大类，并称为“六气”。人正是依赖“六气”来保持健康状态的。

与“六气”对应的是“六邪”。“六邪”即六种外邪，也叫外因、外淫，指的是诱发疾病与身体不适的外界因素。“六邪”具体是“风邪、寒邪、暑邪、湿邪、燥邪、火邪（热邪）”。诚然，自然环境对人类生存来说是必不可少的存在。但当自然环境恶化时，同样也会对人体造成不良影响。如果我们不加注意，很容易导致身体不适，或诱发疾病。

全球最早的医学书籍《黄帝内经》中早有记载：“正气存内，

风邪
（感冒）

多见于春季。但因为风邪是受风影响而来的，夏、秋、冬三季也要小心风邪入体。空调风也容易引发风邪，所以我们要避免长期在风口辐射范围内活动。

“风性轻扬，易袭阳位”。风的特性是轻而上扬的，因而风邪常侵袭人的上半身，特别是面部、头部，且发病急，患部转移速度快。正应了“风邪为百病之长”一说，风、寒、湿三种邪气经常“联合出击”，导致患者常在风邪的症状之外，同时出现腹泻、浮肿等复合症状。

主要症状

头痛、鼻塞、面部神经麻痹、痉挛、面部浮肿、喉咙痛、走路不稳、眩晕等。

湿邪

多见于梅雨、台风、漫长的雨季、高温多湿的长夏。湿邪具有重浊、黏滞的特性，令人感觉四肢困重。肢体肿胀使关节也发生肿胀。这就是“体重节痛（体重指身体沉重；节痛指关节疼痛）”。

主要症状

身体沉重、浮肿、腹痛、腹泻、重度头痛、腰痛等。

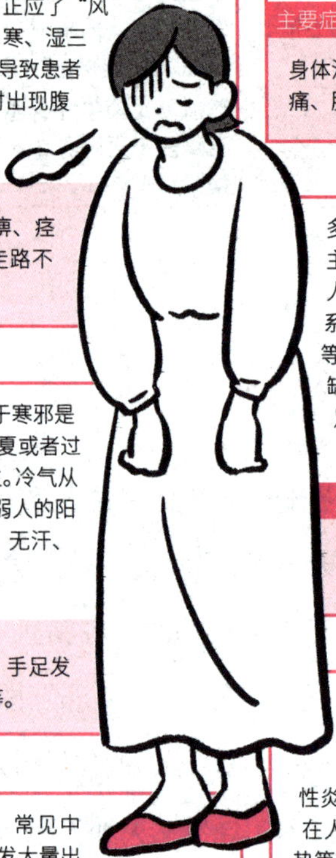

燥邪

多见于严重干燥的时期，主要集中在秋、冬两季。燥邪损伤人体中的津液，症状多出现于呼吸系统、眼、口腔的黏膜组织以及皮肤等处。因为水分是人体呼吸不可或缺的物质，所以燥邪引发的水分不足，容易引起咳嗽、哮喘等症状。

主要症状

口干、喉咙干、咳嗽、哮喘、皮肤干燥、头发干枯、毛躁等。

寒邪

多见于冬季。但由于寒邪是受寒凉影响而来，所以在冷夏或者过冷的夏季空调房也时有发生。冷气从人体内外“两面夹击”，削弱人的阳气，使人产生痛感。此外，无汗、尿频，也是寒邪的特点。

主要症状

怕冷、腹痛、腹泻、呕吐、手足发凉、头痛、腰疼、关节痛等。

火邪

“寒、风、湿、燥”影响过剩，或体内的热过分旺盛时产生的症状。正如“火为阳邪，其性炎上”所说，火邪入侵人体，多表现在人体的面部，易引发眼部发红、高热等症状。严重时，还会扰乱心神，导致失眠、谵语（说胡话）、意识障碍等症状。火邪引起高热，损耗“气”与津液，因而还会引发口舌干燥、喉咙干燥、尿量减少、尿色发黄、便秘等症状。

主要症状

高热、心神不安、失眠、牙龈肿胀、口苦等。

暑邪

多见于酷暑时节。常见中暑、脱水等症状。高热会引发大量出汗，消耗津液。同时，“气随液脱”，“气”的损耗使人产生四肢乏力的感觉。夏季湿气重，湿邪的症状也常结伴出现，由此诱发夏季风邪，或出现四肢倦怠感、恶心呕吐、腹泻等症状。

主要症状

高热、面部和眼部发红、多汗、口渴、四肢乏力感等。

邪不可干。”意思是：“如果一个人的体内正气充足，外部的邪气就难以入侵。”如果说正气能够给身体带来抗病能力，那么邪气就是一种能够诱发疾病的“气”。如何充分地注入正气，避免邪气入侵，保证身体不受邪气影响——这种“控制之术”，正是本书所提倡的“健康养生法”。我们也可以将其理解为一种如何顺应季节变化，与自然和谐相处的方法。

动静养生法——为六种体质量身打造的健康养生法

中医根据身体的“气、血、水”（见第 14 页）和寒热（或冷或热）状态，对人的体质进行了分类。为了方便读者找到适合自己体质的动静养生法，本书制定了体质自查表，具体介绍六种代表性体质，帮助读者进行体质判断。

气虚：倦怠乏力、虚弱萎靡的肌肉不足型
气滞：焦躁不安、易感压力的心情不畅型
血虚：劳累过度、无精打采的贫血型
瘀血：皮肤粗糙、手脚冰凉的血行不畅型
痰湿：发胖畏寒（怕冷）型
湿热：多汗、健壮的肥胖型

人的体质，受遗传因素（先天之精）、饮食因素（后天之精），乃至气候、居住环境等诸多因素影响。

也正是因为影响因素复杂，所以我们并不会单纯、精准地将某个人归属于某一种体质，大多数人都属于多重体质复合型。读者朋友们在使用自查表时，可以把最贴合自己的一种当作自己的主要体质。在此基础上，如果发现自己某些症状同样符合其他体质的描述（比如在自查表的 8 项中有 4 项符合），也可以认为自己同时兼具

这种体质。

在本章没有明确自己体质的读者，可以先跳到第2章，阅读“习惯养成”的部分，先进行实践。

接下来，让我们抱着轻松的心态自查一下吧。

气虚 ‖ 倦怠乏力、虚弱萎靡的肌肉不足型

“气”不足的体质

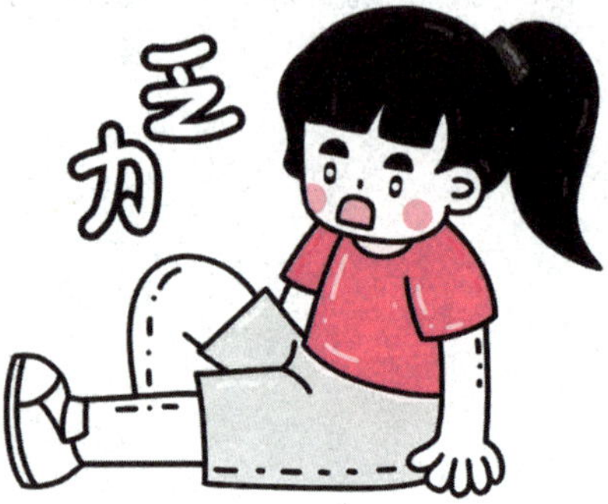

自查表

- □ 面色差、苍白
- □ 容易疲惫、倦怠乏力
- □ 声音微弱、有气无力
- □ 容易出汗
- □ 食欲不振、易患感冒
- □ 易排软便、易腹泻
- □ 喜食油脂类食物及甜食
- □ 体寒、女性白带量大

“气”是保证身体运转的生命力之源。“气”的不足，会导致人体能量不足，脏腑（见第 15 页）机能低下。如果一个人的胃肠功能本来就很弱，那么他的身体很难顺利地从饮食中吸收足够的能量。

气虚的人，肌肉量低，基础代谢也低，与其他体质类型完成同等运动量的人相比，这一类型的人更难瘦下来，更容易胖起来。气虚严重的人，体温可能不足 36℃，甚至“连喝水都会胖”。气虚型人群中，一部分由于比较容易浮肿，所以有微胖倾向；另一部分则走向另一个极端，会因为脾气不足（脾虚）而导致体型偏瘦。

气虚型的人，应该通过调理脾胃把不足的能量补起来。建议你们在用餐时，时刻牢记“八分饱”原则。此外，“5:3:2”减肥法（见第 152 页）也十分有效。

记住，“选择容易消化吸收的食物”是你们的基本饮食原则。

尝试一下，在每日菜谱中加入粥、汤等适宜的食物。

食用蔬菜沙拉、生肉、生鱼片等生冷食物，会在消化中消耗更多能量，使身体受凉。因此建议只在身体状态好的时候食用这类食物。尤其在冬季，不宜食用。

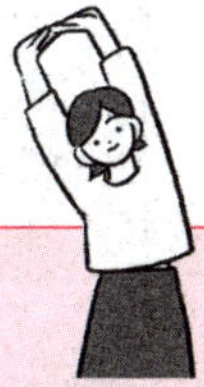

气虚型的“动”养

气虚型的人很容易“电量不足”，因此凡事不必勉强自己。运动时要注意把运动量维持在自己的能力范围内。并且，要有意识地补充能量、增加体力。在大自然中吸收阳光的能量可以帮助你们达到这个目标。此外，散步、拉伸、太极拳、瑜伽等舒缓的运动也很适合你们。

体力的提升，有助于气虚型的人改善体质。本书第 2 章到第 5 章的内容，会帮助你们把握每个季节里的身体节奏，达到体力提升的目的。

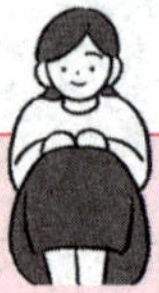

气虚型的“静”养

气虚型的人需要充分的睡眠和休养。

这种类型的人本身能量就弱，因此在工作、干家务、学习时，请务必量力而行。即便被误以为是懒虫，也不要紧。对你们来说，避免过劳才是最重要的事。

建议培养一个符合自己身体状况的兴趣或爱好。无论做什么事，都不必竭尽全力、精益求精，尽量找到一个舒缓、悠然的节奏去完成。这样一来，体力自然会慢慢提升起来。

同时，不给脾胃增加负担也很重要。果蔬汁、冰激凌等凉性食物，无论哪个季节，都不适合气虚型的人食用。有些人明明是为了健康去喝果蔬汁，结果却适得其反，实在是令人惋惜。读到这里，如果发现有类似情况的，今后要多加注意哦。

气滞 ‖ 焦躁不安、易感压力的心情不畅型

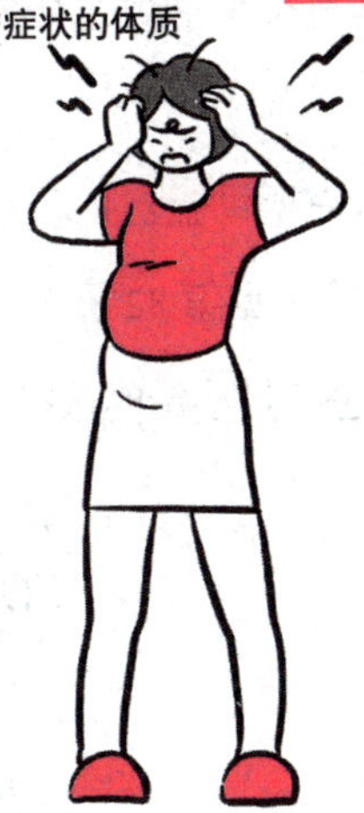

自查表

- ☐ 容易感到烦躁或低落
- ☐ 有忧郁感
- ☐ 腹部胀气
- ☐ 经常打嗝、放屁，喜欢叹气
- ☐ 失眠，入睡困难
- ☐ 有生理期延迟或生理周期紊乱的倾向，生理期之前或期间有腹胀症状
- ☐ 压力来袭时出现头痛、眩晕症状
- ☐ 被来自工作或家庭的压力"穷追猛打"

所谓"气滞"，指的是人体内的"气"（见第14页）运行不畅，停滞在体内某处的状态。这一类型的人对压力的敏感度高，会不自觉地产生烦躁的情绪，甚至会因为压力出现严重的胀肚症状。其特征是自身的烦躁情绪容易突然转化为低落情绪，精神与自律神经失控，容易焦躁不安等。

完美主义者、精神不稳定、容易不安的人需要注意，你们大多属于这一类型。正所谓"肝气横逆犯胃"，当肝（见第16页）的势力过盛时，"气"会堵在胃部或膈处，对脾胃造成伤害。

我们可以通过运用香味（气味、味道）来调理肝气，从而改善气滞型体质。香味从鼻子进入体内，能够刺激"气"的运转，达到调理肝气，促进"气"的循环的效果。柑橘系列的香味对调理肝气

非常有效。除此之外，香料、身体精油等都有类似功效，可以选一些自己喜欢的味道进行尝试。

另外，有香气的食物也会对气滞型的人有所助益。建议食用大蒜、洋葱、藠头、花椒、大葱、韭菜、生姜等（见第 82 页），紫苏叶、芹菜、芜菁、萝卜、芸豆、柑橘类水果也都是不错的选择。

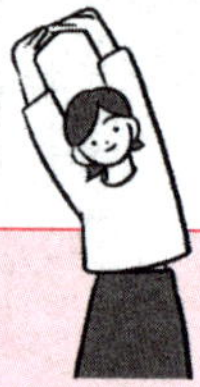

气滞型的“动”养

改善气滞型体质的关键词，就是解压。“按自己喜欢的方式做自己喜欢的事”，是改善气滞型体质的最佳方式。

气滞型的人，大多可以通过运动来保持身心舒畅。如果运动后的舒适感能够维持到第 2 天，说明运动量合适。这里，我推荐快步走、散步、慢跑等运动方式。

不擅长运动的人或没时间运动的人，可以试试有意识地训练呼吸。早上醒来后，在身体彻底苏醒之前，试着慢慢地做 10 次深呼吸。可以根据喜好，选择户外进行或在室内打开窗户进行。坚持 1 周、1 个月，效果可期。此外，一早一晚做扭转拉伸操（见第 227 页）也是非常好的“动”养方式。

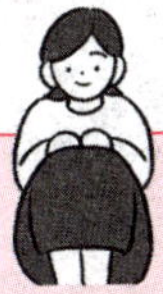

气滞型的“静”养

睡眠不足会使气滞型的人的焦虑感愈发严重，因此要格外注意保证睡眠质量。入睡困难，几乎是气滞型的“标配”，所以建议在标准睡眠时间的基础上，提前一小时钻进被窝。

气滞型需要能够使自己放松愉悦的日常生活方式、兴趣爱好和居家活动。尤其是在节假日和工作日夜晚的休息时间，怎么让自己舒服就怎么过。避免在夜间进行过多的思考，重要的事情在白天做。总的来说，就是要把舒心、悠闲放在首位。

气滞型的人如果想要调节自律神经，请试着充分利用香气和味道。但这些香气和味道中，有些是针对交感神经的，有些是针对副交感神经的，请注意区分。

说到香气，根据其作用可分为提升注意力型和放松精神型。饮食也是如此，像大蒜、生姜、咖喱、咖啡等，属于刺激性较强的类型，而茉莉茶、甘菊茶等，则属于具备舒缓效用的类型。请根据自身需要体验一下吧。

血虚 ‖ 劳累过度、无精打采的贫血型

血不足，或者体内输血功能无法充分发挥作用的体质

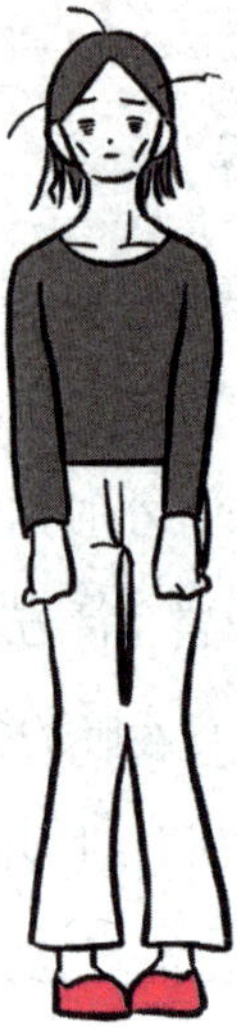

自查表

- □ 皮肤没有光泽、干燥，头发干枯、毛躁
- □ 入睡困难，睡不安稳且易醒
- □ 贫血、眩晕、雾视
- □ 心悸、心律不齐
- □ 指甲容易劈开、发白
- □ 手脚发麻
- □ 月经异常（痛经严重、出血量偏少、颜色偏淡）
- □ 体型偏瘦

血中富含人体所需的营养素。我们把血不足，或者体内输血功能无法充分发挥作用的情况叫作“血虚”。血虚型的人，如果过于勉强自己去完成超出能力范围的事情，就会使身体陷入筋疲力尽的状态。生理期或其他形式的出血也会导致“血”的不足，造成暂时性血虚。因此，女性朋友在生理期时，也可以参考血虚型的养生法。

血虚型的人，身形多半是纤瘦、苗条的。一旦身体出现状况，往往会出现身形急剧消瘦，面色呈青白色或土色，以及皮肤干燥、头发毛躁的症状。血虚型的人的皮肤，虽然看起来清透白皙，但极易干燥、粗糙。在血虚型人群中，存在与年龄不相称的白发和脱发症状的人在不断增加。

因营养素无法输送至全身而导致的贫血、眩晕和手脚麻木等症状，一般无法在西方医学的检查数据中得到验证。

血虚型的人是不能单纯依靠休养来恢复体力的，还需要食用具有补血功效的食物。土鸡、肝脏（特别是牛肝）、牡蛎、蛤蜊等，都是“补血小能手”。此外，红色系的食物具有养护血管和补血的功效；黑色系的食物则具有帮助人体造血的功效。所以，胡萝卜、黑芝麻、枸杞、大枣、鹌鹑蛋、黑豆、油菜、菠菜、西红柿、桃子、草莓等，都值得你们一试！

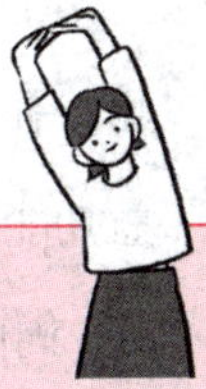

血虚型的“动”养

体寒，让血虚型这类“怕冷星人”没有精力进行过多的活动。建议从着装上做好随时调整厚薄的准备，平日里记得比别人多备一件衣服。

血虚型的人，适合在阳光明媚的白天运动或入浴。运动方面，建议从轻度的拉伸开始。如果身体状态不错，可以适当增加运动量。对血虚型的人来说，温暖的环境和令自己舒适的运动量，就是最佳“动”养方案。

纤瘦的血虚型的人，不要把努力的目标放到减肥上。如果想要塑形，请往“紧致”的方向努力。自重训练对这类人来说是不错的选择。

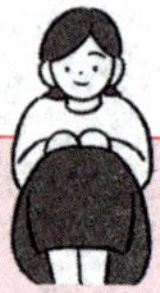

血虚型的“静”养

时辰养生法（见第 17~19 页）的灵活运用，对调理五脏六腑，补给与促进血液循环十分有效。随着人的脏腑调和，造血功能以及输血能力都会得到提升。

简而言之，血虚型的人要用心维持规律的生活。首先要保证的就是睡眠和用餐时间。如果睡眠和用餐时间上出现了节奏紊乱，对血虚型的体质改善来说并不友好，因此，要格外留心把握生活的节奏。

生理期来临时要做的就是静养。血虚型的女性，多少都会有经血量少的问题。为了保存身体能量，请贯彻静养原则。

瘀血 ‖ 皮肤粗糙、手脚冰凉的血行不畅型

血循环不佳的体质

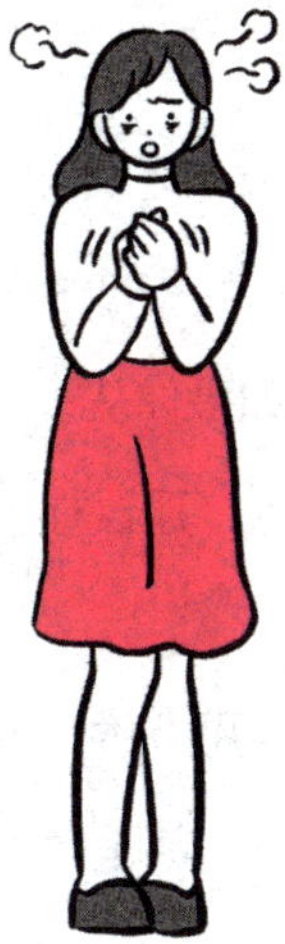

自查表

- □ 容易出现黑眼圈，脸色和唇色、牙龈黏膜等呈现暗红色
- □ 色斑、粉刺、皮肤粗糙等皮肤问题较多
- □ 手脚发凉，与之相对，头部会有发热或眩晕的感觉
- □ 肩部、头颈部酸痛，慢性头痛
- □ 按压疼痛部位时痛感更强
- □ 严重健忘，无法控制情绪
- □ 皮肤可见纤细的血管，严重者出现静脉瘤
- □ 月经出血量大，出现血块

“瘀血”也称“血瘀”，指血运行不佳的体质。这种类型的人容易血液循环不良，情况严重时，血液甚至会在体内某处形成块状，进而堵塞血管。

血液承担着向身体各组织器官输送营养素的重任，因此瘀血型的人，新陈代谢容易变差。这意味着瘀血型人的再生能力（见第46~47页）较低，皮肤、指甲、肌肉、骨骼、脏器、激素等，都很难维系在健康的状态。

此外，血液同时还负责回收人体的代谢产物。“瘀血”会使身体的净化能力大大下降。如果出现血管（静脉）在皮肤上隆起，或静脉瘤等症状，就意味着身体可能已经形成了“瘀血”。

手脚冰凉，且“凉”逐渐沿四肢向躯干蔓延，同时伴随着持续的疼痛。这正是血液黏稠、血运不良的瘀血型的人的特点。如果有

慢性肩颈酸痛、痛经、生理期出现血块等症状，基本可以确定是属于瘀血型体质。

人的身体在不断老化，血管变硬，向“阴”发展（见第 10~11 页）中也比较容易出现“瘀血”的症状。但针对年轻的瘀血型的人，“寒气”可能是你成为这一类型的主要成因。如果你从十几岁、二十几岁开始就开始出现黑眼圈，唇色呈现暗红色，建议你关注瘀血型体质的养生法。

与气滞型的人一样，瘀血型的人也非常适合食用有香气的食物（见第 27 页）。秋刀鱼、沙丁鱼、竹荚鱼、青花鱼等都是“造血小能手”，对身体很有帮助。

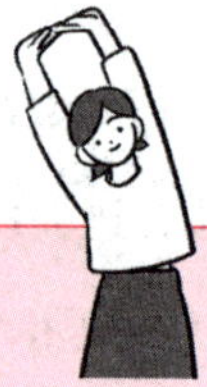

瘀血型的“动”养

瘀血型的人的特点是，如果长时间保持一个姿势，身体会变得僵硬、难以动弹，疼痛感也会随之增加。因此，瘀血型的朋友，建议你们避免这种情况的发生。

在电脑前工作时，可以有意识地进行阶段性休息，活动身体。如果条件允许，偶尔换换工作地点也不错。安排工作时要格外注意，桌前的工作和其他工作需要交替进行。最好设置好固定的休息时间，趁着休息做一些拉伸类的体操活动。

这里需要提醒一点，在运动或用餐之前，进行拉伸或其他运动之后，必须饮水，且保证至少一杯的量。这对改善“瘀血”非常有益。

一般瘀血型人都是“不爱喝水星人”。但是，要改善血液黏稠的问题，水是必不可少的。

在进行拉伸活动时，也要有意识地伸展关节。让我们从大腿关节的伸展开始，改善腿部血液循环吧！

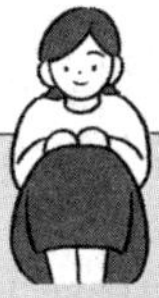

瘀血型的“静”养

建议瘀血型的朋友每天泡澡。泡澡不仅可以洗去一天的疲惫，同时还可以达到促进血液循环的目的。当然了，要是能泡温泉，效果更佳。

瘀血症状特别严重的人，在泡澡时，往往会出现这种情况：腿还没热，人就已经开始头晕了。这种时候不妨将泡澡改成泡脚。脚部冰凉、容易头晕头痛的人，建议每天都用热水泡脚。

睡眠不足，也会加重瘀血的症状，所以晚上 10 点是瘀血型的人最理想的上床时间。如果因为脚冷睡不着的话，推荐使用热水袋。脚下、大腿根部、小肚子都是热水袋发挥作用的好地方！

痰湿 ‖ 发胖畏寒（怕冷）型

体内"水"循环
不良的体质

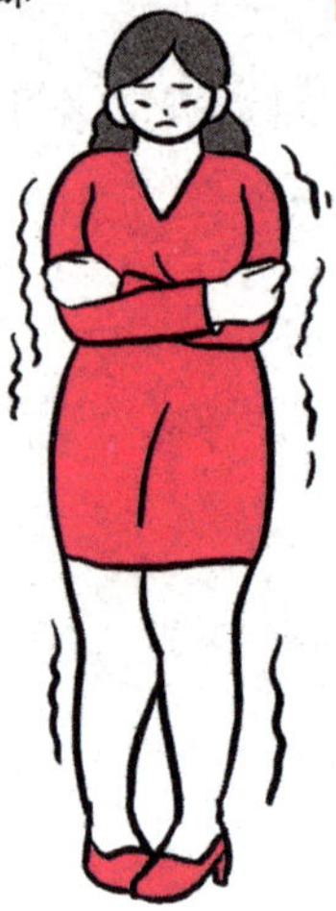

自查表

- ☐ 总是觉得倦怠、困顿
- ☐ 面部和手脚浮肿
- ☐ 大便溏稀、容易腹泻
- ☐ 容易受凉，偏胖（体态发福）
- ☐ 咳嗽痰多，鼻炎发作时鼻涕量大
- ☐ 下雨、环境潮湿、气压大时，身体变差
- ☐ 眩晕、呕吐、头部发沉
- ☐ 女性白带量大

痰湿型体质指的是"水"（见第 14 页）滞留在人体内某处，流通不畅的体质。

痰湿型的人由于水分摄入过量，而代谢速度下降，体内代谢产物会滞留。这类型多见于运动不足、过量饮酒、爱吃重口味食物的人群。

由于痰湿型体寒，所以除了多汗，还容易出现大便溏稀、腹泻的症状。也许你也有过这种经历：每次触碰痰湿型的人肚子的时候，都会有"哇，好凉！"的惊叹。

痰湿型的人的特征有很多，比如：头和身体总是发沉，不管睡多久早晨都难起床，没有干劲儿，有疲劳感，腰痛，肩、颈部酸痛，手脚浮肿……从这些症状来看，痰湿型体质与西方医学中所说的"慢性疲劳综合征"的一些特征十分相似。

痰湿型的人，在症状严重时会越发懒惰，比起自己动手，凡事都会下意识地请人代劳。

痰湿型的人容易无视真实的食欲需求，暴饮暴食，从而引发健康问题。在这里需要提醒大家，暴饮暴食绝不可行。要养成体验空腹感后，再用餐的良好习惯哦。

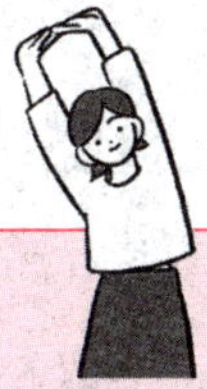

痰湿型的“动”养

痰湿型的人，让身体舒适的法宝就是——运动。运动可以提高人体代谢，促进体内水分排出，体质也会因此得到改善。建议痰湿型的朋友主动选择那些出汗量大的运动。这类运动，能够使滞留在身体里的“水”变成汗液排出体外，是痰湿型人最理想的“动”养法。

如果不喜欢肌肉训练，可以选择自己感兴趣的运动，但最好是方便进行的，可以每天坚持去做的。通过运动来加速代谢对你们来说非常重要，因此散步和慢跑也是不错的选择。

怕冷的痰湿型的人，在感觉到身体冷的同时，往往伴随着浮肿加剧。和血虚型一样，你们也需要多备一件衣服，方便自己根据情况随时调节衣物薄厚。

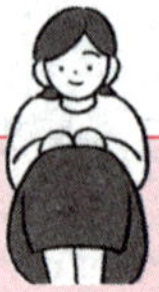

痰湿型的“静”养

痰湿型的人需要避免水分过量摄入，尤其注意冷饮的摄入。对钟爱冰镇饮料的人来说，戒掉这些可能很有困难。所以建议大家循序渐进地改变，从接受一些温热的饮料开始，你会发现热饮也可以很好喝。此外，重口味的食物会让人喉咙发干，容易使痰湿型人饮用更多的水、更多的酒。过量的盐分和水分会使痰湿症状愈发严重，因此“清淡饮食”四个字请各位牢记在心。

这里我推荐一些有利尿效果的食物，比如：西瓜、黄瓜、牛蒡、萝卜、小豆、梅子、苹果等。在用餐期间，饮用一些玫瑰花茶、红花茶等温热的茶饮，可以起到去除多余水分、提升代谢的效果。另外，海藻类和菌菇类也有促进“水”循环的功效。

湿热 ‖ 多汗、健壮的肥胖型

“水”承载着大量
“热”的体质

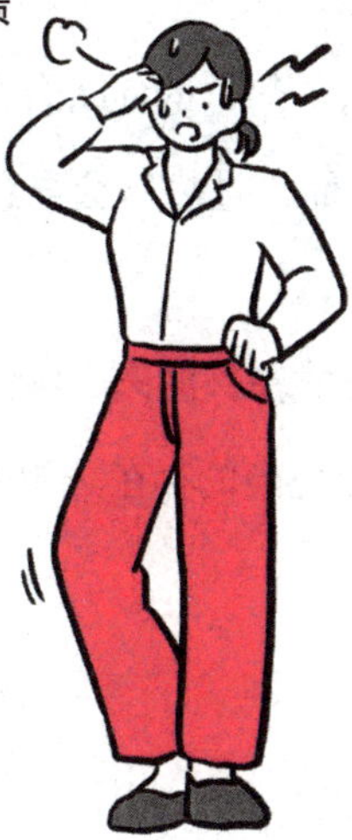

自查表

- ☐ 怕热，喜欢待在空调房里
- ☐ 体形肥胖、体格健壮
- ☐ 性情急躁，容易焦虑
- ☐ 过敏体质，有皮肤炎或花粉症
- ☐ 面色发红，多发粉刺、痤疮、疹子，油性皮肤
- ☐ 便秘，大便黏腻，经常放屁
- ☐ 口臭、体臭严重
- ☐ 女性白带量大，生理期腹胀，生理周期短且血量大

一般来说，“水”（见第14页）能起到冷却身体、镇定身体的作用；而“热”则起到温热身体、注入活力的作用。然而，湿热型人体内的“水”与“热”都处于过剩状态，在体内“兴风作浪，联手作恶”。

湿热型的人的体内，“水”不断滞留，多余的“水”承载着过量的“热”，达到一种“热”量漫溢的状态。用“岩浆”来形容这种状态可能有些过分，但体内的“水”的确会因此引发一些不常见的健康问题。

湿热型的人会频繁遭遇皮肤问题，湿疹和水疱等疾病时有发生。这种潮湿的体质，让眼睛、鼻子、耳朵也总是处于黏腻的状态。这种类型体质的调理需要设法利尿和促进排汗，整顿体内的“水”与“热”。

湿热型多见于体格健壮的人群。

湿热型的人如果在晚餐摄入过多热量，“热”的症状会更加重，毕竟人体在夜间并不需要那么多的热量。而“过热”会导致鼻炎症状变重，皮肤发痒或爆痘。

对于湿热型体质来说，用炸或炒的方式烹饪的肉、辣味食品、酒类、年糕等黏性食品（见第53页）都是危险的存在。如果实在馋得不行，就把它们安排在早餐或午餐吧。

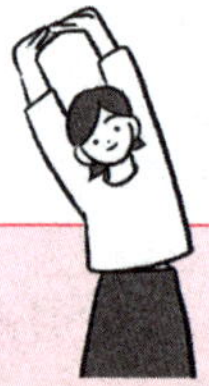

湿热型的“动”养

湿热型的人，要有意识地排出体内过剩的“水”与“热”。最好的办法就是充分运动，充分排汗！循序渐进地减重，对你们来说十分必要。把运动当作一种习惯，大量地排汗，让“热”在体内难成气候，这就是湿热型的人调节体质的“动”养法。

湿热型的人，在运动方面要遵循这样一个规则：春天，逐渐提升运动量；夏天，使运动量维持在峰值水平；秋冬季节，渐渐降低运动量。但是那些在冬天精力过剩，“热”得睡不着觉，或在自查表里占了5条以上的朋友，冬天也可以适当多做一些运动。

被工作、家务、照顾孩子挤压得没时间运动时，饮菊花茶、薄荷茶等有着镇静安神作用的茶也可以发挥作用。

任何微小的变化，都值得你们欣喜。“今天我运动了一小会儿。”“我又戒掉了一个坏习惯。”哪怕是点滴的进步，也要适时地夸赞自己哦！

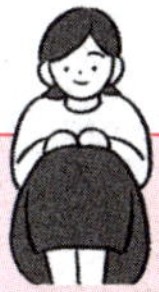

湿热型的“静”养

体内“储备充足”的湿热型的人，非常适合“轻断食”（见第 62 页），这是一种可以消耗多余热量，使身体变得舒适的方法。一些简单的晚餐，比如一份汤或一碗粥，都是不错的安排。需要注意的是，含有大蒜、生姜的汤汁会增加你们体内的“热”，所以要把它们请进“黑名单”。

湿热型体质兼具气滞型（见第 27 页）和痰湿型（见第 36 页）的特点，可以说是二者的混合型。所以适合气滞型和痰湿型体质的食材，也同样适合湿热型的朋友。比如，紫苏叶、芹菜、芜菁、萝卜、芸豆、西瓜、黄瓜、牛蒡、小豆、梅子、苹果等。

其他类型：
阳虚型、阴虚型、平和型（超元气型）

除第 24~41 页中的 6 种类型外，此处再介绍 3 种具有代表性的体质。

1 阳虚型

天生阳气（生命能量之源）不足的群体。具有畏寒怕冷的特点，大多性格内向。这种类型的人，容易出现发育不良或生殖系统的问题。体内热量不足，需要注意保暖。

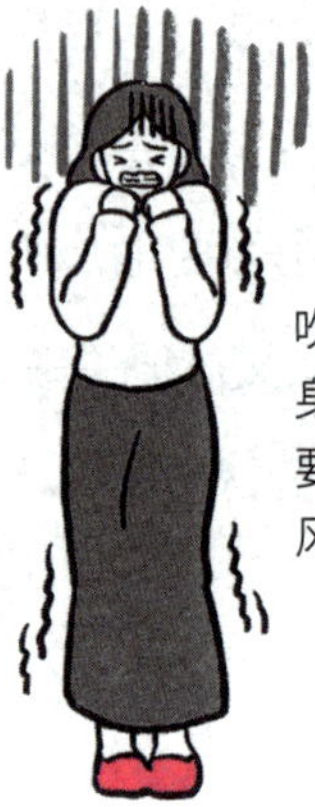

吹冷风后容易引起身体不适，因此也要时刻关注空调出风口的位置。

2 阴虚型

“水（津液）”和“血”（见第 14 页）都有不足，经常有发热的感觉。血虚严重时，会造成阴虚。阴虚型多见于体形健壮的人，但阴虚严重时会让人变得越来越瘦。阴虚型还多见于“夜猫子”群体。如果有失眠、痤疮、皮肤粗糙等问题出现，需要引起注意。

阴虚型的人，皮肤干燥问题严重，因此要避免大量出汗。这种类型的人在工作、家务事上常出现过度操心、身体劳累的情况。建议选用一些水分充足的食材，一定要回避酒精类、油脂类的饮食。

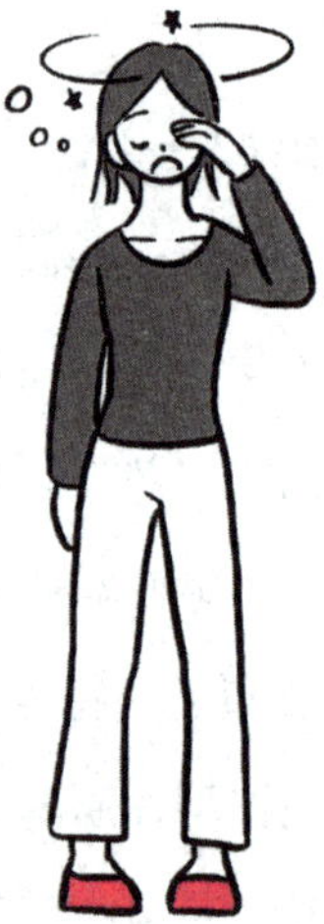

感觉身体乏累的时候，要把熬夜的习惯改一改，从“昼伏夜出”型转变成“昼出夜伏”型。

3 平和型（超元气型）

除了六种主要类型，以及阴虚、阳虚型之外，还有一种极度健康的类型，就是平和型（超元气型）。

十几岁、二十几岁的年轻人，大多属于平和型。中医认为，女性的健康状态从 28 岁起开始走下坡路，三四十岁后逐渐老化。我们多么希望一生都能停留在平和型的超元气状态啊！但是很遗憾，随着年龄的增长，意想不到的身体状况会不断出现，直到某一天，我们突然意识到自己的身体状态已经不复从前了。一旦觉察到身体出现健康问题时，就用前面的自查表做个自我检查吧！

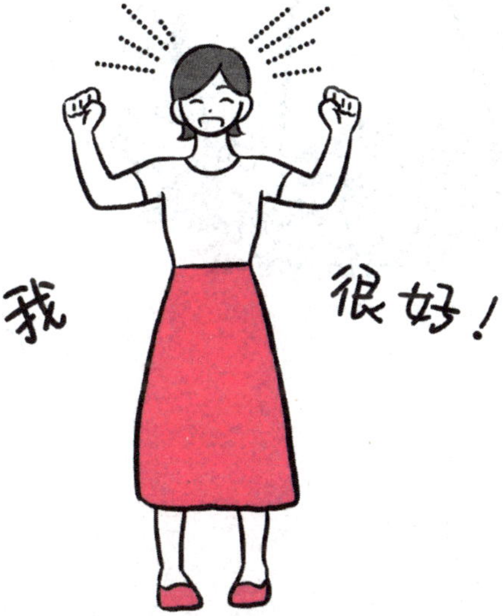

平和型是理想型的体质！请爱惜这样的自己，将元气保持到底！

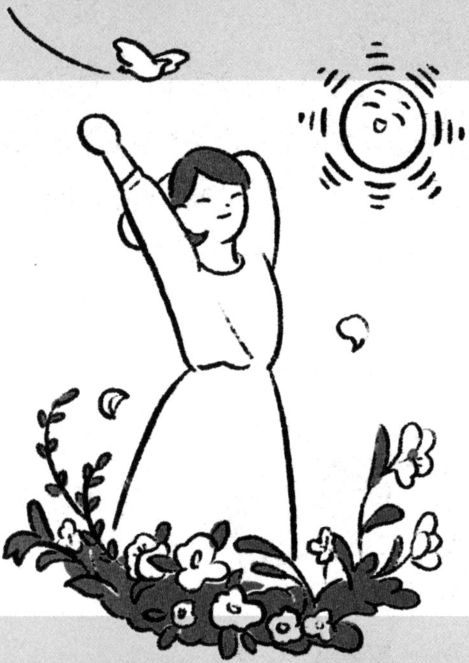

春

第2章

提升自我治愈力

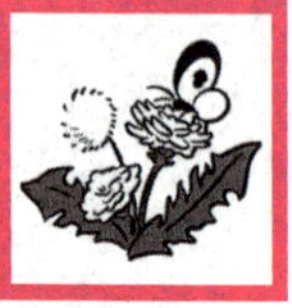

促进新陈代谢，提升自我治愈力

2月立春的到来，宣告了春季的开始。随着由冬到春的季节交替，人体会进入新陈代谢的旺盛期。因此，春季不仅是一年一度的“返老还童季”，也是一年之中最重要的养生季。

冬季，人的身体就像泥土中沉睡的种子一样，处于静默的蛰伏期（见第5页）。到了春季，随着日照时间变长，种子会萌芽、生叶、逐渐长大。同样，人体也会在春季发生一系列的变化。

所谓“新陈代谢”，就是新的细胞不停生成、旧的细胞不断死去。

婴幼儿的新生细胞数量大于死亡细胞数量，所以婴儿的身体会不断成长。而老年人则恰恰相反，他们身体中的死亡细胞数量逐渐大于新生细胞数量，所以身体会越来越纤细。

新生细胞数量比死亡细胞数量多，意味着人的新陈代谢旺盛。这也正是春季能被奉为“返老还童季”的原因。

旺盛的新陈代谢，可以帮助有病、有伤的身体加速康复。这种康复能力被称为“自我治愈力”或“自然治愈力”。

对其他季节来说，春季才会有的旺盛的新陈代谢是可望而不可即的。想要提升自我治愈力，就得想方设法在春季提升身体新陈代谢的速度。我们要把这句话牢记在心：一年之计在于春，养生也不例外。在春天把身体调理好，就是为舒舒服服地过好这一年打下基础。

天气转暖后，人体的基础代谢开始下降。基础代谢，指的是人体（维持体温以及心肺呼吸等）生命活动所需的最低限度的能量。

冬夏两季气候条件相对严苛，人体的基础代谢会为了维持体温而提升。而春秋两季气候条件相对温和，利于人体高耗能，当能量消耗到一定程度，人体自然而然就进入了节能模式。因此，基础代谢较低的春秋两季，正是人们养精蓄锐的绝佳时机。

春季养“肝”，身心康健

春季是养“肝”的季节。“肝”会通过调节气血运行（见第 14 页）来贮藏“血”，同时调整全身血液的流动量。肝还负责向肌肉和指甲分配“血”，因此也具有维持身体机能的作用。和冬季不同，在春季多晒太阳的话，会使新陈代谢得到立竿见影的提升。而随着人在春季活动量的逐渐增加，“肝”的负担也会变得越来越大，所以我们需要在春季重视养护肝脏。

一旦肝气停滞，血气不足，就容易导致身体肌肉不足或营养不良，随之可能引发身体机能较低、手脚麻痹或痉挛等症状。指甲颜色变差、指甲变形等症状出现时，一般就是血气不足的信号。

想要避免这些症状发生，就需要通过疏通肝经，来提升“肝”的功能。首先要从饮食中获取能量，其次要通过缓解紧张、郁闷的情绪来促进肝气运行。具体的方法，我会在接下来的“每周动静养生习惯”中详细介绍。

春季，一个适合开启新篇的季节。当我们的心开始对各种事物跃跃欲试时，就是我们的精力回升的证明。朋友们，下定决心，迈出崭新一步吧！

在此，需要注意春季养生的关键是——“动”得舒缓，“静”得充分。这和开车是同一个道理，我们不会在刚起步时就挂上高挡，全速前进。恢复运动时，也要遵循循序渐进的原则。春季的基本运动原则是做一些大幅度而缓慢的活动。运动前，别忘了通过拉伸来热身哦。

有些人对季节变换的感觉相对滞后，不会在春季到来后立即精神焕发。对此我的建议是：无须勉强，充分休息。在此基础上，试着探索一些适合自己的运动吧。探索的过程会让人开阔眼界，打开新世界的大门。

2月

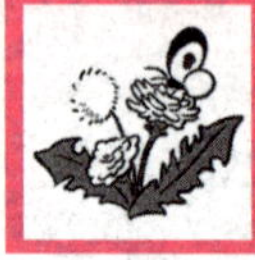

运动	休养
40%	60%

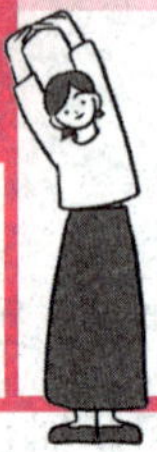
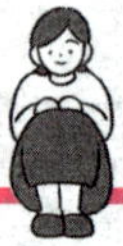

尽情享受日光浴

◎借助太阳的能量来唤醒身体

立春之后，日照时间逐渐增多，我们的身体也努力想要从“冬眠”的状态中苏醒过来。但由于整体气温依然较低，冷风吹到身上，仍有种刺骨的寒冷。中国有一句俗语“春风刺骨”，就是形容这一时期的身体感受。同样，日本也有类似的表达。季风从西北方向吹来，降低了人的体感温度。刚刚准备苏醒的身体，感知到这种寒冷后开始退缩，甚至又回到“冬眠”的状态。

告别了冬季，2 月开始我们要有意识地“动”起来。这时我们的身体还没有完全苏醒，因此一定要注意“动”得舒缓。在本月中，“静”的比例大一点也没有关系。

在关于春季的解说（见第 46 页）中我们讲过，人体和大自然一样，都有一个“种子萌芽”的过程。这是一段“静静隐藏的事物开始跃跃欲试”的时期。可以说 2 月是一年中的“苏醒之月”或“试运行之月”。

本月的运动量，请参考接下来的每周动静养生习惯。按照这个标准去做，就可以达到“四分动”的目的了。

2 月的头等大事就是有意识地进行日光浴。有阳光的日子就出门走走，去充分吸收太阳的能量吧。日光浴会帮助人体提高新陈代谢，早日从“冬眠”的状态中醒来。

此外，2 月也是传染病多发的时期，需要格外注意防护。外出时，不要根据日照情况来判断气温，建议多加一件衣物来防寒。尤其要重视脚部的保暖。散步时，一边缓慢地、大幅度地挥动手臂，一边寻找身边的春天吧。

◎从春天出发，提高新陈代谢的关键所在——水

2 月，是人体从冬季模式切换到春季模式的重要月份。

随着日照时间变长，新陈代谢增强，体内水分不足的情况时有发生。水分是细胞分裂的必要条件，所以必须保证水分的充分摄取，每天至少摄入 2L。建议入睡前在枕边备上 500mL 的矿泉水，方便夜里醒来时及时补水。

有时，我们迟迟不能从冬季模式中走出来，仍然无精打采、兴趣索然，干什么都提不起劲来。有时还干脆“摆烂”：“今天没做什

么对身体有益的事……但还是一动也不想动……”

越是这样的时候，越要多喝水。把矿泉水放在床头柜，好好睡上一觉！这对提升自我治愈力很有效，在睡醒后你会感觉舒适、轻松。充足的水分和睡眠能够加速细胞分裂的速度，让皮肤变得光滑、细腻，产生可喜的美容效果。

另外，频繁的新年聚会容易引发胃肠问题。年后的 2 月正是调理的好时机。这时，比起冷水，热水更能胜任胃肠调理“小助手”的角色。

◎减少体内多余的“热”，应对花粉症

和春季一起到来的还有“花粉症”——一种困扰很多人的现代病。当超市的推荐商品从“御寒”主题变成“花粉症”主题时，就说明春天来了。

中医认为，花粉症是“血热”引发的。当负责消化吸收的“脾”（见第 16 页）势力变弱，体内“水”的运化不充分时，“血”中就开始含“热”（见第 14 页），形成“血热”。人一旦处于“血热”的状态，就会引起过度免疫反应。而过度免疫反应主要发生在眼睛、鼻子、咽喉等器官，一般以“花粉症”为常见病症。

想要预防花粉症，至少要提前两个月下功夫。在此向大家介绍

三种预防方法。

1. 减少摄入能够诱发“热”的饮食

酒类、辛辣食品、油炸肉类、年糕等食品会增加人体内的“热”，因此要控制此类饮食的摄入。身体健康时，这些东西是美味佳肴，可一旦体内有“热”，它们就成了加重花粉症的“罪魁祸首”。

2. 清除花粉

通过使用无菌水清洗眼睛、鼻子、咽喉来清除花粉残留。咽喉的冲洗相对比较简单，通过漱口就能实现。由于渗透压的存在，直接用水清洗眼睛和鼻子可能产生痛感，因此可以借助眼睛、鼻子专用的清洗产品来解决这一问题。

在此我来说明一下用无菌水清洗眼睛和鼻子的简便方法。

准备一个直径约10cm的干净水盆，倒入无菌水或专用清洗产品。清洗眼睛时，依次将左、右眼浸入盆中，并做眨眼动作。

清洗鼻子时，堵住一侧的鼻孔，用另一侧的鼻孔吸入无菌水或专用清洗产品，吸至一定程度后，再用同一鼻孔呼气。这样就可以清除掉鼻孔中的鼻涕和花粉了。多次重复这一动作。清理一侧后，换水，再清理另一侧。

眼睛和鼻子都需要清理时，需要勤换无菌水。

3. 尽量避免接触花粉

进行户外活动或运动时，要有意避开有杉树和丝柏的地方。如果不可避免，配备防花粉专用的口罩、鼻夹、护目镜等，可以有效减少与花粉的接触。建议时常确认自己的防花粉症用品是否齐全。

◎春季拉伸的基本是“髋关节”

2 月，春寒料峭的时节。我们的身体在这个月还没有恢复活力，依然是硬邦邦的、僵硬的。

这一时期，有些人饱受下半身僵硬的困扰，有些人备受脖子疼、肩膀痛的折磨。对这些朋友来说，做好髋关节的拉伸和按摩是第一步。因为在漫长的冬季里，我们会因寒冷而蜷缩身体，缩小步幅。随着日照时间减少，“阴”的势力增强，人体内的“气”渐渐滞留在了脚下。

所以在春季，特别是冬季刚刚结束的 2 月，充分活动髋关节，让“气”在体内充分运行起来是非常重要的。

中医认为，人体全身上下的肌肉是联动的（经筋系统）。当我们通过拉伸打开了髋关节，骨盆将进入理想位置，全身肌肉的联动也会逐渐协调起来。这样一来，颈部、肩部的酸痛也会随之改善。

所以说，打开髋关节不仅仅对下半身有用，对全身僵硬的肌肉也会产生积极的作用。

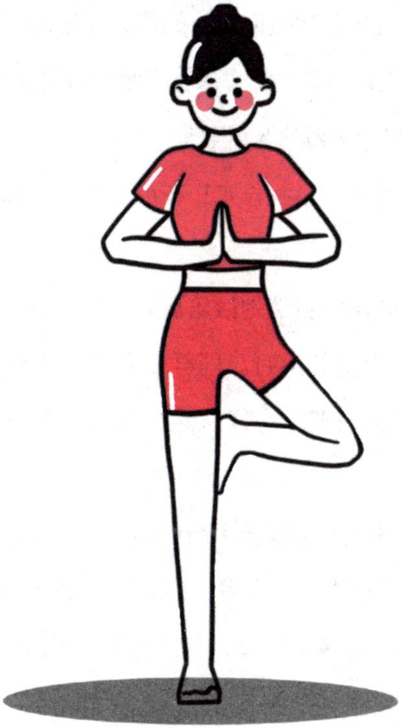

早起后，享受 10 分钟日光浴[1]。

天冷的时候，我们总想睡懒觉。的确，充足的睡眠固然对身体十分有益，但在春天，多晒太阳，保持充足的日晒才是重中之重。2 月的第 1 周，试着早起去做日光浴吧！

能做到早起，就值得自我肯定！在晨光中，一起来伸个大大的懒腰吧。

本周头发不宜扎起，自然地散着就好。这样有利于气血运行，即有利于生命力在全身的运行。同样，发卡、项链、耳钉等金属类装饰物也暂时收起来吧。这样自然的我们，更容易吸收太阳的能量。

早晨的阳光会使人涌起源源不断的能量。因此身体状态格外不好的时候，建议在早晨去做日光浴，每次至少要做 10 分钟。如果时间和身体情况允许，则多多益善。在户外阳光下活动或散步 1 小时也是不错的安排。在阳光下进行日光浴的时间越久，我们获取的能量就越足。沐浴晨光，总能给人一种焕发新生的感觉。

---

1 日光浴，是一种利用日光进行锻炼或防治慢性病的方法，主要指让日光照射到人体皮肤上，引起一系列生理、生化反应的锻炼方法，一般以达到健身治病为目的。

本周“动计划”打卡

□________ □________ □________

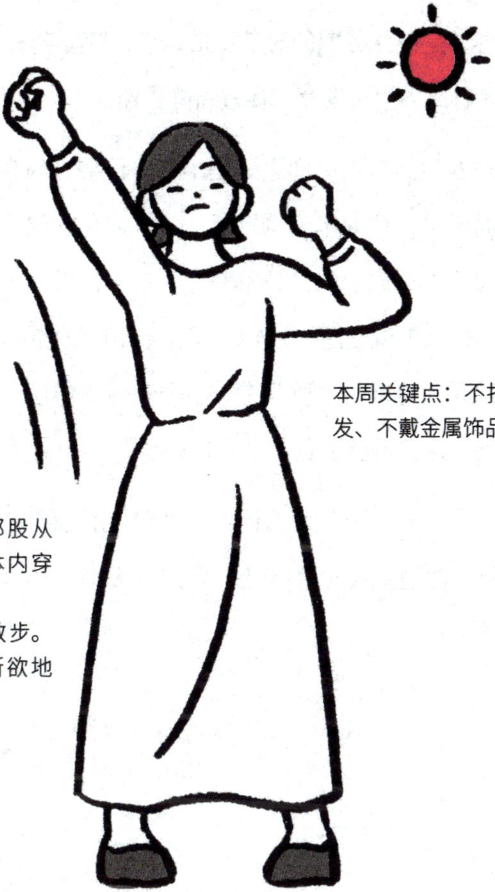

本周关键点：不扎头发、不戴金属饰品

脚踏大地，感受那股从足尖到头顶，在体内穿行而过的力量。
伸展关节，出门散步。
悠然自得、随心所欲地活动起来吧！

早睡早起，保证睡眠！

初春，是身体苏醒的时节。俗话说：“睡得香，长得好。”充足的睡眠能够助力生长发育，促进新陈代谢。

春季养生的基本原则之一是早起。但要是因为早起，反而导致睡眠时间不足，那就本末倒置了。为了避免睡眠不足，一定要做到早睡早起。本周只要保证睡眠充足，在早晨做日光浴，按部就班地生活，身体状态就会逐渐好转。在晚上 10 点前钻进被窝，是最理想的。本周无须特别的“静”养。一早一晚，早睡早起，白天精力充沛地活动，这就足够了。

干劲不足时，要鼓励自己：“加油！别怕麻烦，坚持做完。”早早钻进被窝时也要笑着给自己点赞：“我真棒！”

本周“静计划”打卡

□__________ □__________ □__________

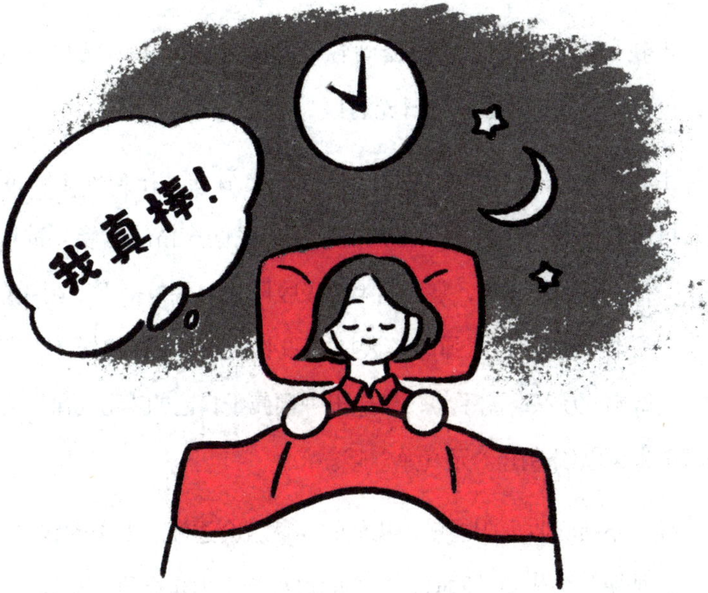

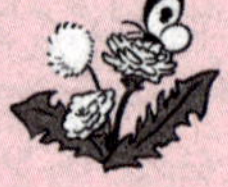

积极到户外活动，学习吸收太阳能的招式！

本周我们继续从太阳中获取能量。对地球来说，太阳是独一无二的“阳”气来源。

当我们向窗外望去，感受到春日的阳光时，哪怕只有一点空闲，也会想要到户外去享受日光浴！

工作日，可以利用午餐时间积极外出活动。在户外工作的朋友，可以充分利用工作时间来沐浴阳光。时间充裕的时候，试着练习这一招式：张开双手，掌心向上，吸收阳光。想象一下动画片《龙珠》中孙悟空制造元气弹时，大喊“吸收太阳能！”的样子。双手在头上做出“万岁”的手势，制造出一颗属于自己的“元气弹”吧。一只手也可以制造出“元气弹”哦。

随着不断吸收太阳能量，我们的身体就会逐渐从冬季的状态“解冻”，加快新陈代谢。同时，我们的自我治愈力也会显著提高。

除此之外，阳光还具有安眠效果。当我们沐浴阳光时，大脑深处的脑干、中脑区域会产生“血清素”。到了夜里，血清素会转化为褪黑素，有益于改善睡眠。

本周“动计划”打卡

☐ ________ ☐ ________ ☐ ________

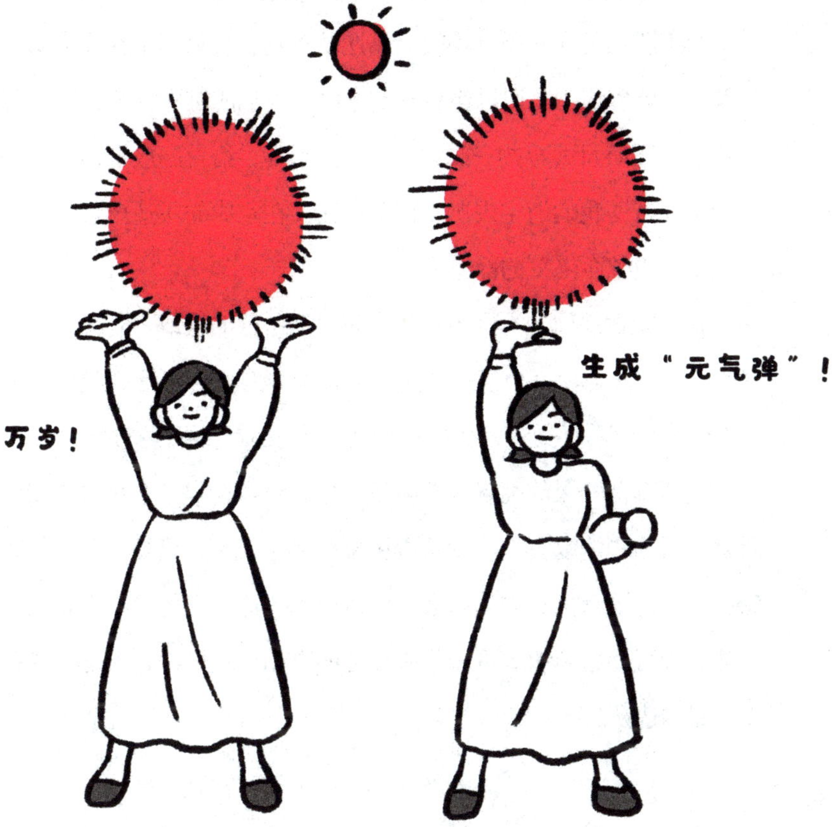

调理疲惫的肠胃，来一次轻断食。

食用过量的美味，会让五脏六腑（见第 15~16 页）疲惫不堪。

由于我们常在冬季食用较多高脂肪食物，且免不了在岁末年初的聚会上频繁饮酒。所以当春季到来时，我们的脏腑往往处于超负荷状态。这期间试着做一次 1~3 天的轻断食，给胃肠放个假吧！轻断食可以帮助我们清空内脏，调节脏腑。在空腹的不适感过后，会产生一种“被净化”的舒适感。

在轻断食期间，需要多喝热水来保证水分的摄取，苹果也可以多吃。但要注意，每个苹果至少要咀嚼 30 次以上再咽下，这样才利于充分吸收营养。另外，有习惯饮用酵素的朋友，可以继续保持。

轻断食前一天的晚餐需要减量，作为给身体的一个预告。而轻断食之后的“恢复餐”，我推荐粥类食品。米类、豆类都可以用来做粥。赤豆可以消除人体内多余的水分和（造成身体发红发痒的）湿热，大豆能起到缓解胃和胰脏疲劳的作用，它们都是恢复饮食初期不错的选择。

□________ □________ □________

不是所有人都适合轻断食，请酌情应用。请务必在专业人士指导下进行。

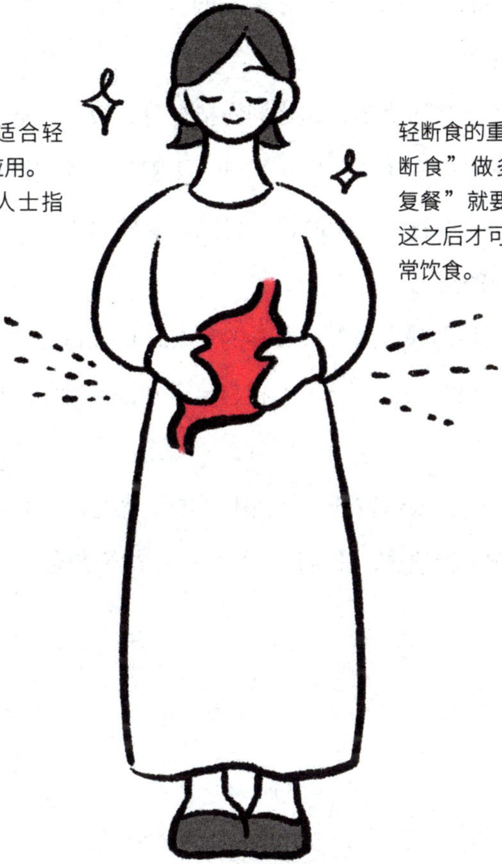

轻断食的重点是：“轻断食”做多久，“恢复餐”就要吃多久，这之后才可以恢复正常饮食。

用广播体操来舒展蜷曲的关节。

对于刚从“冬眠”状态中苏醒的身体来说，早间广播体操的运动量刚好合适。

暂且不谈增肌计划，让我们先把全身关节一一舒展开来，把蜷缩了一个冬天的身体“零件”活动一下吧！当我们把意识聚焦在每个关节和每个身体部位上时，就可以让身体感受到季节的变换，加速身体气血的运行。

一直坚持做瑜伽或打太极拳的朋友，广播体操对你们来说可能太“小菜一碟”了。那么就请在自己日常的运动中，试着有意识地拉伸身体吧！

2 月的气温依然较低，但在中医的概念里已经是春季了。把广播体操当作一种预热，让身体准备好转变成春季模式吧！

本周“动计划”打卡

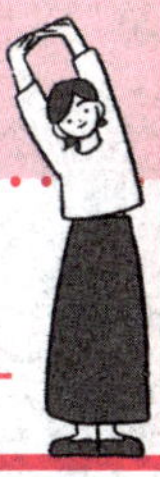

□________ □________ □________

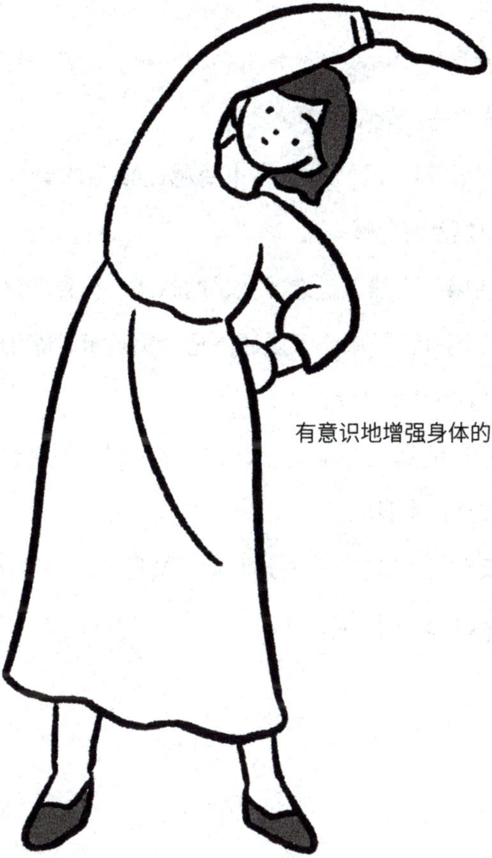

有意识地增强身体的柔韧性。

2月 · 第 3 周 · · 静 ·

白天要选择宽松舒适的装束。

春天的养生原则之一就是“大口呼吸”，所以建议选择宽松、不拘束的衣物。这样外出活动时，身体也可以保持放松状态。

判断衣物是否拘束身体的标准也很简单。做几个深呼吸，身上没有紧绷的感觉的话就没有问题。

在春天外出时，最好不要穿束身感比较强的紧身内衣，塑形衣、束身衣也建议避免哦。

选购家居服时，建议也选择宽松的款式，另外要格外注重下半身的保暖性。还有，本周的气候还不适合穿短裤，哪怕是保暖材质的也不建议在这个时候穿着。

体寒、怕冷的朋友，建议下半身多穿一层。如果想穿双层打底裤，注意不要选择束身的。

“这周表现很不错！”——适时地夸赞自己，让身心都像本周的服装风格一样轻松、舒适吧。

本周“静计划”打卡

□ ________ □ ________ □ ________

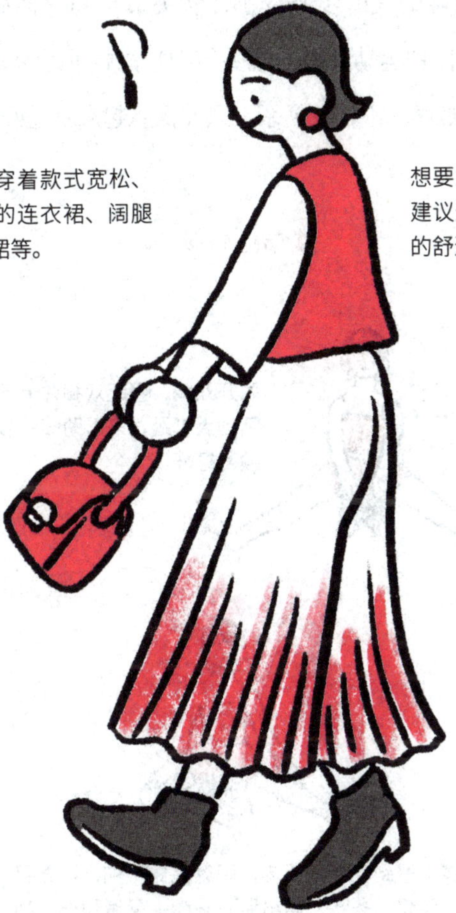

本周建议穿着款式宽松、质地绵软的连衣裙、阔腿裤、半身裙等。

想要穿修身外套时，建议选择腰身略宽松的舒适款哦。

打开髋关节，让身体灵活起来。

冬季天气寒冷，人的步幅变小，髋关节也随之僵硬起来。本周，让我们通过拉伸运动来打开髋关节吧！高标准地完成张开双腿的动作可能有些难度。不过没关系，只要操练起来就是好样的！

髋关节拉伸操

1

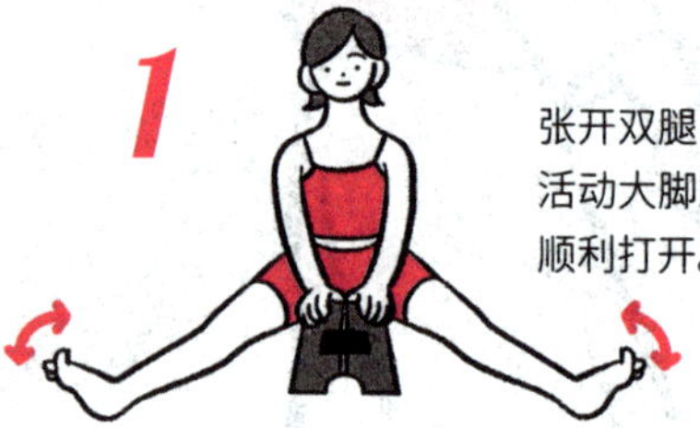

张开双腿，竖起双脚并上下活动大脚趾，来帮助髋关节顺利打开。

2

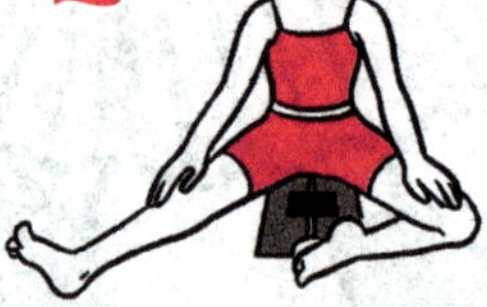

对步骤 1 感到吃力的朋友，可以先做一侧，再做另一侧。盘起一条腿，伸出另一条腿，尽量拉伸。把身体的重心转移到骨盆上，伸展背部肌肉。

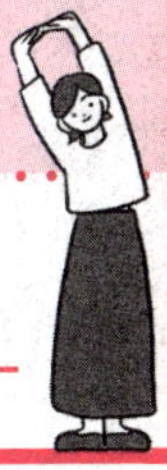

3

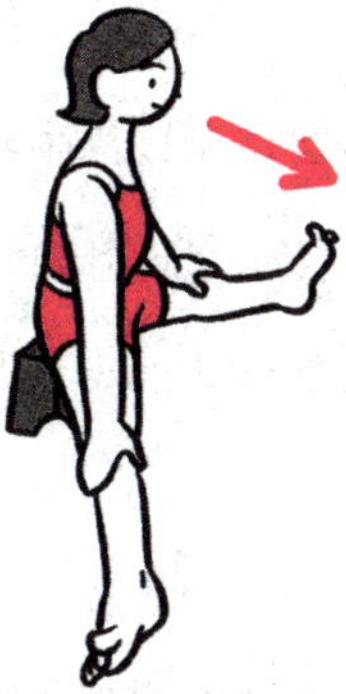

打开双腿，用双手按压 10 次。身体前倾，重心前移。柔韧性强的朋友可以试着抓住脚趾或脚跟。

4

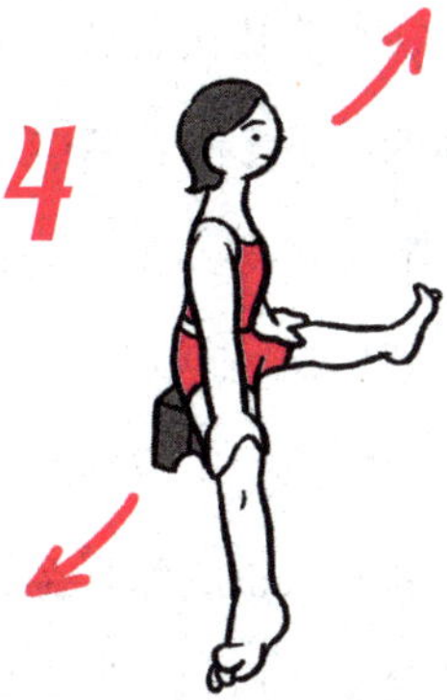

张开双腿，立起骨盆，上半身向斜上方倾斜。下半身的髋关节到大腿的部分向后用力，而上半身则向前拉伸。

5

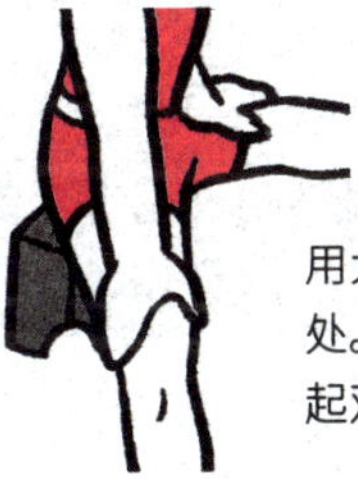

用大拇指根部按压大腿内侧，并把身体重心移至此处。有余力的朋友，可以在这一姿势的基础上，举起双手，伸展上半身。

※ 坐在小椅子上操作会轻松许多，柔韧性较弱的朋友可以尝试。

※ 居家办公的朋友，可以一边做操一边工作哦！

为颈部、腕部、踝部的穴位保暖，预防感冒。

风起的季节，也是感冒流行的季节。感冒，在日语中称作“风邪”。而在中医的概念里，“风邪”指的是气象层面上的“风”对人体的不良影响。若中了“风邪”，会出现包括头痛、喉咙痛、鼻塞、眼皮肿胀、眩晕等症状（见第20页）。

感冒的预防方法，我首推热敷穴位。当春天的第一阵风吹起时，就用热毛巾或热水袋来热敷颈部、腕部、踝部的穴位吧。特别是颈部的穴位的保暖至关重要。热敷颈部和后脑勺的部位，可以同时关照到“风门穴”“风池穴”和“风府穴”，从而起到预防感冒的作用。热敷穴位，既能防寒，又能养生，一举两得。

接下来向大家介绍一下热敷毛巾的制作方法。

1. 将毛巾浸入水中，拧干。对折八次，敲打、抻平后，放入保鲜袋中。

2. 用微波炉加热毛巾。一般来说，加热一块毛巾需要2分钟，两块毛巾需要3分钟（请根据微波炉瓦数酌情调节）。请注意，保鲜袋口要敞开，不要封闭。

3. 用干毛巾包裹（步骤2中）加热好的毛巾。请注意，加热过后的毛巾要小心处理，防止烫伤。

本周“静计划”打卡

☐ ________ ☐ ________ ☐ ________

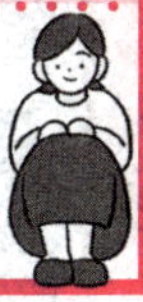

热敷的方法

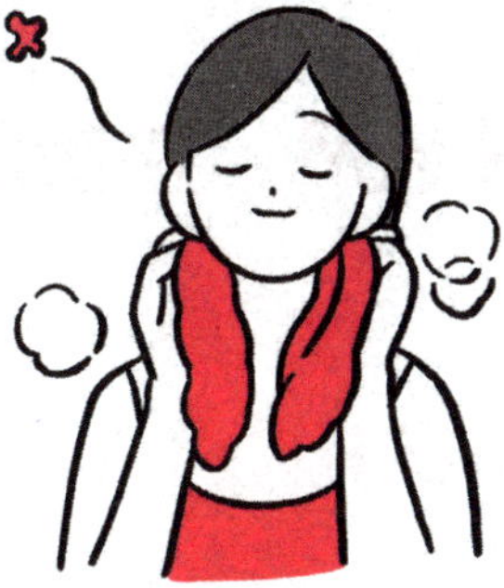

用热毛巾敷在穴位处，约 5~10 分钟。
手不方便操作时，可以把干毛巾卷起来帮忙。

预防感冒的穴位

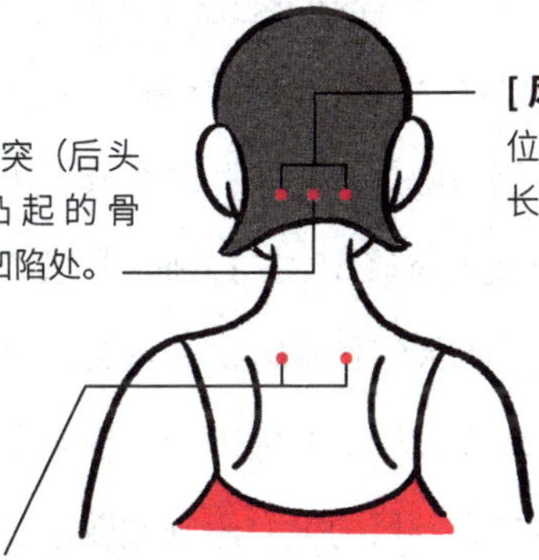

3月

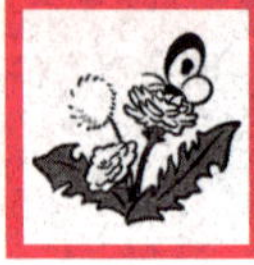

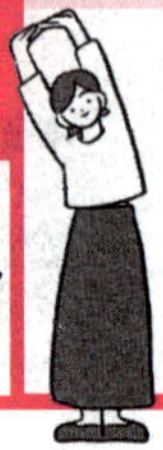

运动	休养
50%	50%

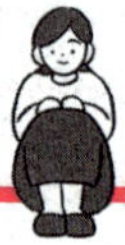

避开强风，注意温差

◎大风天气减少出门

3 月，气温波动较大，出门前，先确认一下当日的最高温度和最低温度吧。人们的穿着变化和周围的一切，都在提醒我们“春天来了”，在这种情况下，人体的“气”自然易于回升。和 2 月的以“静”为主不同，3 月我们要提升身心两个层面的“动”的比例。

在 3 月，我们需要对“风”与温差格外注意。这是属于强风的季节，“春一番”[1] 等强风陆续登场。强风会降低人的体温，风速每提高 1m/s，体感温度就会下降 1℃。特别是北风的威力最大，这时候特别需要注意保暖。听天气预报时，同时关注风向与风速两个因素比较好。强风天气，应该尽量避免出门，在家充分休息，等风小了再出门活动。春分前后，风力就会逐渐减弱了。整个 3 月，需要我们保持“动”与“静”的平衡。

1 春一番，指的是立春到春分之间刮起来的第一次强南风。

◎偶尔需要“复习”上个月的养生习惯

人体的“气”随着春天的来临有所回升，同时也会随着气温的下降而有所回落。温差大的季节，“气”的波动是正常现象。

到了3月，如果仍然感觉浑身乏力，不想活动，说明身体还处于“试运行”状态。这时可以试着复习2月的动静养生习惯，从中选择一两种来改善身体状态。等到状态好转后，再继续本月的练习。要特别提示大家的是，日光浴非常有效，如果“寒症”[1]仍然严重，就请避开大风天气，在风和日丽的日子外出晒太阳吧！

3月5日左右是惊蛰节气。此时大地回暖，昆虫从冬眠中苏醒，从泥土中探出头来。整个冬天都滞留在脚下的“气”开始缓缓回升。这一时期，如果“肝”的机能不稳定，就容易导致腿脚发痒、抽筋的症状。在本月的每周养生习惯中，我会详细介绍调理肝气的方法。

3月20日左右是春分节气。春分后，白天会越来越长，终于到了名副其实的春天，樱花陆续开放，人的心情也欢快起来。在日本，3月正值“年度末”[2]，人们忙着全年工作的收尾或孩子的升学、

---

1 中医概念里，寒症一般指畏寒、四肢发凉等症状，也叫“体寒”。

2 在日本，每年的4月1日至次年的3月31日为一个年度。

转学。这种人际往来和各种活动频繁的时期，需要我们把握节奏，悠然应对。忙碌之余，只有不忘保留精力，避免过于疲惫，才能安然度过这一时期。

◎ 3 月，有意识地对身体进行自测自查

春分节气是春季的中间点。蜷缩了一个冬天的身体，在这个时期会逐渐变得舒展、松快起来。现在，让我们通过自测来确认一下自己的身体情况吧。

1. 肌肉力量自测

保持“体育坐”[1] 姿势 5 秒后原地站起。穿鞋有时会影响动作，因此可以光脚（或穿着防滑短袜）进行。如果能够顺利站起，即为过关。

不能顺利完成上述动作的，请把双脚间距拉大，与肩同宽，再试一遍。仍不能完成的，建议通过蹲起练习来增强肌肉力量。这里我推荐“边刷牙边蹲起”的练习方式。这样，不需要特意花时间，也能让身体得到很好的锻炼。

1　体育坐，也叫体操坐、三角坐，指臀部着地，双腿并拢屈膝，两腿弓起向上呈三角形，两手抱膝的坐姿。

2. 持久力自测

挑战“仰卧举腿”动作（见第 133 页），完成该动作的第 1 到第 4 步，检验自己的持久力。如果第 4 步动作可以坚持 30 秒，说明持久力尚可；如果能坚持 3 分钟，那可是当之无愧的“好腰力”了。坚持不满 10 秒的，建议以每天增加 5 秒的频率，坚持提高到 30 秒的成绩。或者，当能够达到 10 秒水平时，坚持每天做 3 次，这样可以逐步提升腹肌力量。基础代谢低、能量消耗小的春季，绝对是提升体力的好时期！

3. 确认身上有无病痛

春分后，人体的新陈代谢会慢慢增强，身心状态也会日益提升，我们要为后续“动”起来做好准备。如果发现身上有伤痛处，此时正是及时治疗的好机会。有些人在这个时节仍有“寒症”的表现，证明冬天的寒气还残留在体内。如果感觉身体某一处格外冰冷，可以用热敷穴位法（见第 70 页）来处理。

以上 3 项中，只要有 1 项达标，就证明身体状况不错。记得给自己点个赞！

除了以上自测之外，在最近一年的体检中查出健康问题的朋友，也请及时到医院就诊复查。一年之计在于春，让我们把春季当作一次关爱自己的良机吧！

◎用温热饮品补水

补水是春季养生法的基本原则之一。3 月，请继续补水。补水可以促进人体的新陈代谢，提升自我治愈力。勤补水还可以起到缓解疲劳的作用。

这一时期，有些人会出现脚部浮肿的症状。如果浮肿和寒症“联合出击”，会造成症状迟迟不能好转的情况。这时温热的饮品就可以发挥作用了，它们有缓解寒症和促进新陈代谢的双重功效。

◎ 3 月，与新事物相约

3 月是适合遇见新事物、发现新事物的好时机。在这个悠然自得的时期，做任何事都要讲究悠然的状态。在尝试新事物时，觉得舒服就继续，觉得不好就果断放弃，不强迫自己去做让自己难受的事情。这样一来，我们会有更多的时间与精力，期待下一场崭新的相遇。

有的朋友可能苦于感兴趣的新事物太多，不知从何下手。不要着急，慢慢体会，慢慢选择。

假如你有3种感兴趣的活动，可以在体力与时间允许的范围内都尝试一下。不必分先后顺序，试着“多管齐下”。我支持大家多体验、多挑战，无须设限！

虽说如此，但在本月我们的身体和心理其实都还没有达到最佳状态，活动强度仍需节制。在这个季节开展活动的准则就是：保证身体不疲惫。

进行睡意蒙眬间就能完成的“身体唤醒拉伸操”。

春季是复苏的季节。3月,已经是真正的春天了，建议本周把“身体唤醒拉伸操”融入你的生活，每天早晨进行1次，作为一种自我唤醒的仪式。你只需要醒来后，躺在床上就可以轻松完成啦。

用这种舒缓的方式唤醒身体，有助于促进全身的气血运行，开启心情舒畅的一天。早晨7点左右，正是大肠经、胃经[1]活跃的时间段，在这一时段醒来，不仅会让人体验到早餐可口、排便顺畅的舒适感，还能有效预防腰疼和关节炎。

与其他人相比，低血压的人在起床这件事上往往更容易进入“吃力模式”。这类朋友非常适合在早晨接触阳光。醒来后，不必第一时间打开窗帘，当阳光透过窗帘时，请把注意力转移到光线上（哪怕一点也可以），再开始做“身体唤醒拉伸操”就可以啦。

当我们的身体变得柔软，心情也会随之舒畅、欢快起来。“身体唤醒拉伸操”对舒展身体，唤醒意识非常有用，推荐大家尝试。

3月第1周的气温仍然较低，大部分人是没办法在起床后就立刻开始做剧烈运动的，所以让我们通过“身体唤醒拉伸操”来循序渐进地“动”起来吧。

1　经络，指运行气血、联系脏腑和体表及全身各部的通道，是人体功能的调控系统。

身体唤醒拉伸操

1

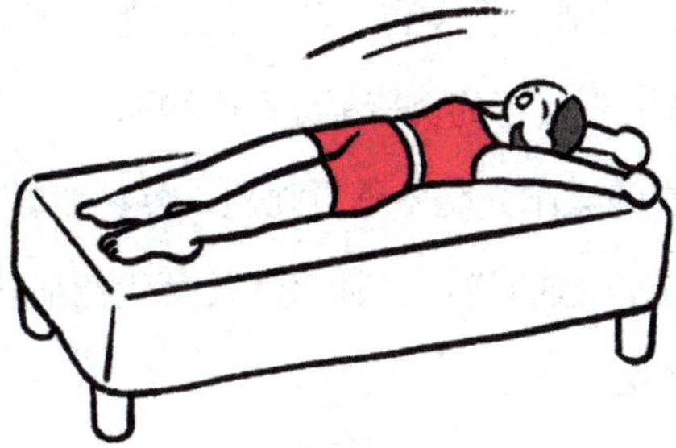

仰卧，做伸懒腰的动作。

2

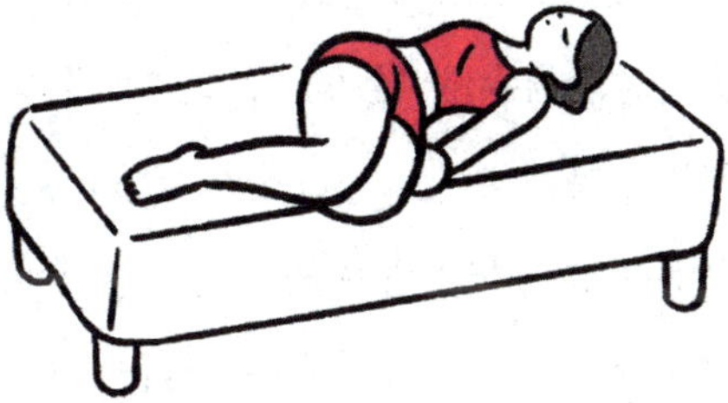

并拢双膝，向左右方向倒 10 至 30 次。

3

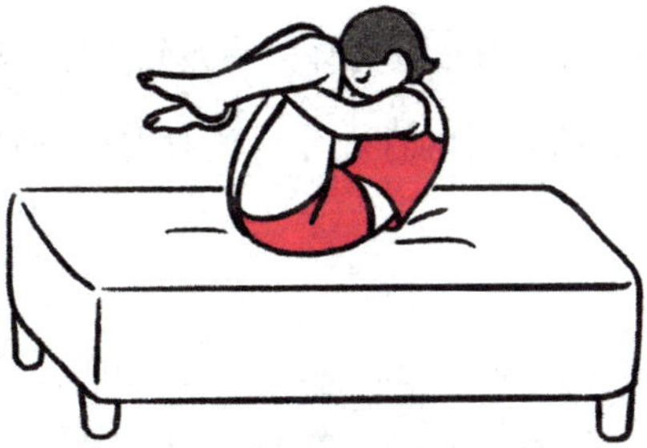

双手抱膝，用额头或下巴触碰膝盖。

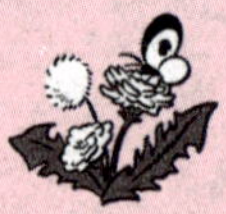

午餐后午睡30分钟，上午的疲劳一扫而空。

中医认为，眼睛、肌肉和“肝”三者之间密切相关（见第12页）。而在春季，这三者的负荷都会有所增加。

首先，春季的太阳光比冬季更强烈，容易加重眼睛的负担。其次，随着身体活动量的增加，肌肉以及负责给肌肉分配“血”的“肝”的负担也会加重。

因此，午餐后30分钟的午睡变得十分必要。午睡会起到放松眼睛与肌肉的作用。此外，由于中午是一天中人体血流运行最顺畅的时间段，如果这一时段给大脑“放假”，让“血”集中到五脏六腑，会起到很好的养生效果。

居家办公的朋友，如果能在床或沙发上小卧一下，那就再好不过了。这会减轻“心”（见第15页）的负担，使午后的活动更加轻松。

午睡虽然时间短，却能使身体得到充分休息，基本称得上是“最高质量的睡眠”，所以请尽情利用午睡时间恢复精力吧。

□________ □________ □________

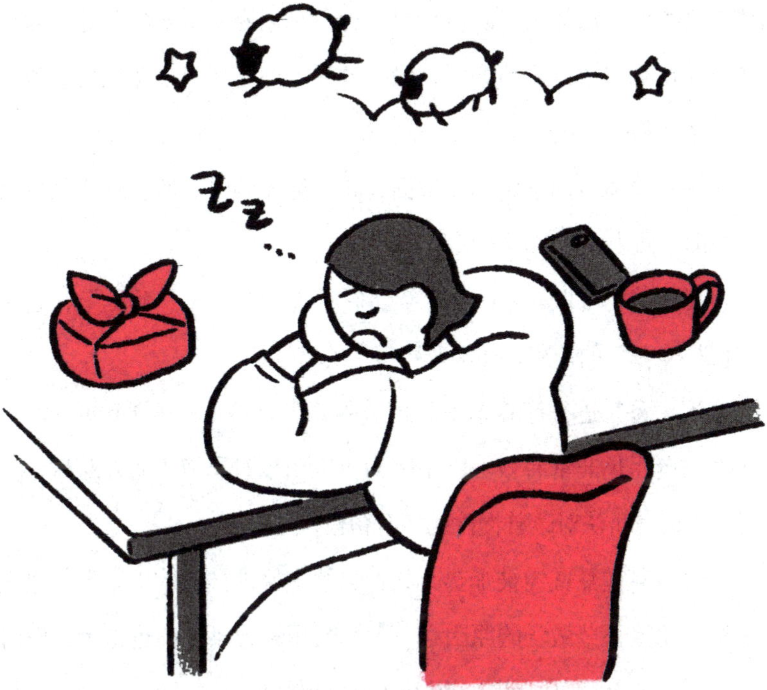

午睡时没有床没关系，在桌椅上小憩一下也不错。

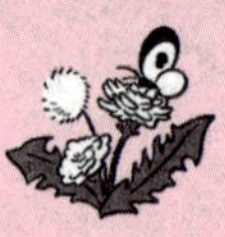

用滋补菜汤来促进身体“动”力。

大葱、韭菜、大蒜、生姜、藠头[1]等食材具有提升精力的功效，被中医称为“滋补菜”。我们可以充分利用滋补菜来提升身体的动能。滋补菜因其在预防感冒、强身健体、补充精力方面颇具功效，从古至今都广受欢迎。

滋补菜适合用来做汤。根据口味，选择其中任何一种或几种组合，即可做出美味的滋补菜汤。

滋补菜汤可以有效改善寒症。它的香味能帮人“解压”，起到“疏肝柔肝”的作用，还能改善慢性的寒性体质。

运用香气进行疗养本来是秋季的养生方法（见第 260 页），但在春季运用也非常有效。这是因为，运用相对季节（如春对秋、夏对冬）的养生法对改善慢性病症有积极作用。

滋补菜在烹饪中被加热，其香味能更好地被释放出来，这也是我推荐用滋补菜做汤的原因之一。在食用滋补菜期间也请大家暂时不要食用生冷食物和冷饮，滋补效果会更好哦。

滋补菜有提升精力和改善寒症的双重功效，是补“气”的好食材。一起来体验它的神奇功效吧。

1　薤，又名荞头，或作小蒜、薤白头、野蒜、野韭等。它是一种蔬菜，原产于中国，《汉书（龚遂传）》中就有记载。现在，南方诸省都有种植，北方人极少食用。

滋补菜汤的制作方法

加热大蒜、生姜，然后加入鸡骨汤、豆腐、鸡蛋、韭菜，调味后出锅。经此熬制而成的鸡骨汤，对在冬季弱化的“肾”气有滋补功效。食用温热的汤汁，会起到温暖身体、消除疲劳的作用。

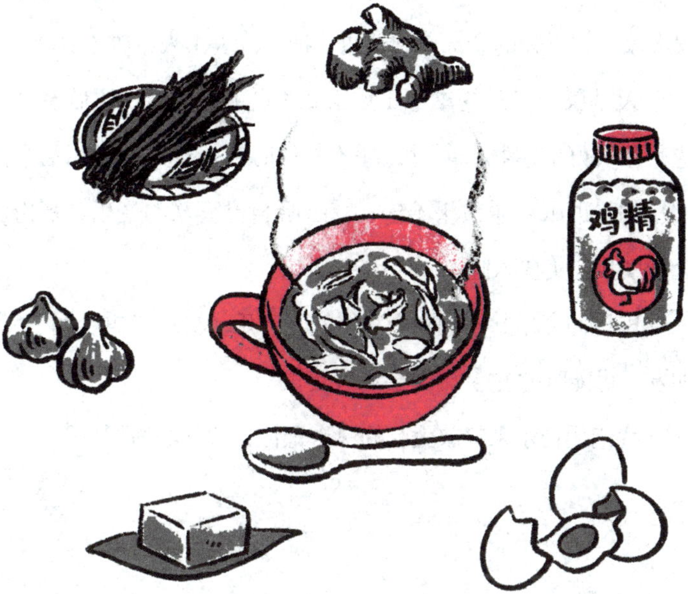

不方便下厨的朋友，也可以在市面上买现成的汤料，再添加即食装的大蒜、生姜佐味，添加量以不影响汤汁原味为标准。即食装与新鲜的滋补菜在口感上有所差异，但并不妨碍其发挥一定效用。

难以入睡的夜晚，就听听音乐吧。

中国有句养生老话："先睡心，后睡眼。"[1]意思是内心平静安适后，自然会闭上眼睛，安然入眠。

3月是一个身心活跃、兴奋又忙碌的时期。对不少人来说，这也是一个入睡困难的时期，越是想睡就越难入睡。每当这样的时候，建议大家先把入睡的念头放到一边，把心沉静下来，放松身心。

春天是属于音乐的季节（见第234页），适合一边欣赏音乐，一边想象美好的事物。所以，睡不着的时候，试试助眠的治愈性音乐吧！如果助眠音乐效果不佳，就听听自己喜欢的音乐，那份满足感会帮助我们更快入睡。

这里说的音乐并不局限于舒缓的轻音乐。喜欢"重金属"[2]音乐的朋友，可能听"重金属"会入睡更快。

让我们用音乐来释放大脑的快乐记忆，放松心情吧！

---

1 先睡心，后睡眼，最早出自宋代蔡季通的《睡诀》，它告诉人们"心不静，则无眠"。中医学认为，拥有良好睡眠的前提是养心，而后才能补充能量，恢复精力，让身体各个组织器官得到调养，实现"养阴培元"的效果。

2 重金属，是摇滚乐的一个流派。

□________ □________ □________

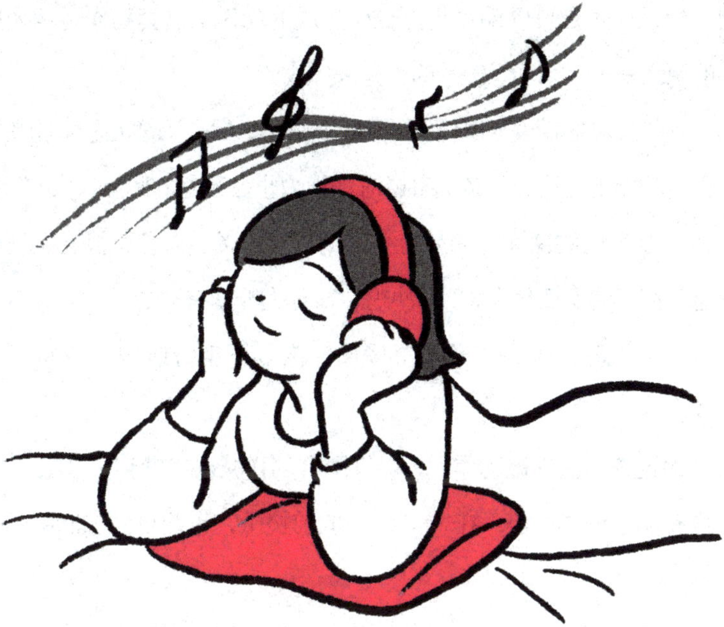

既然用眼会让大脑兴奋，那失眠时就请耳朵来帮忙。
闭上眼睛，聆听美妙的音乐吧！

用“太冲踢”运动法来提升精力！

本周的“动”养法，是一套解放双手的动作——太冲踢。和上周一样，这也是可以躺在床上轻松完成的动作。这套动作是运用肝经的原穴——“太冲穴”[1]的力量来完成的。

“肝”与眼睛密切相关（见第16页），“肝”的状态体现在人的视觉功能上。当肝气条达舒畅时，视力也会变好。此外，“肝”被称为“血”的贮藏库。如果有生理期血流不畅、血色稀淡、生理期延迟等症状的女性朋友，“太冲踢”对你们非常有益。

“太冲踢”对改善髋关节僵硬，恢复下半身肌肉力量也十分有效。

通过练习而掌握动作后，可以配合动作喊出“嘿！”“哈！”，这样有助于增强气势。在“舒缓”的前提下，也给自己加油鼓劲一下吧！

如果这套动作做下来没什么效果，建议用手指按摩太冲穴。按摩太冲穴，对提升精力有立竿见影的效果。

心中默念：“飙升吧，我的能量！”也是提升精力的好方法呢。

1　太冲穴，足厥阴肝经上的腧穴，亦为肝经的输穴。

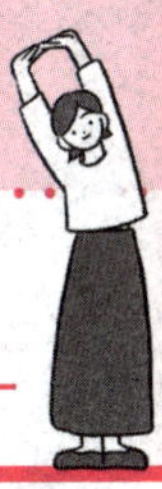

□______ □______ □______

肝经的原穴：监察肝脏健康的穴位

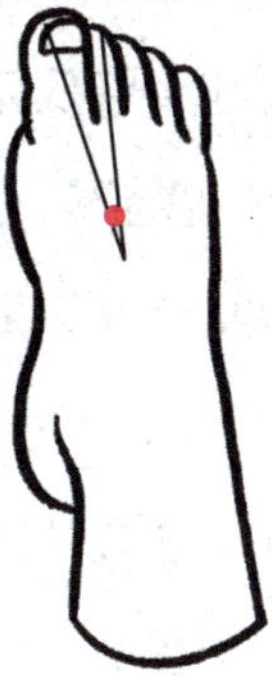

[太冲穴]
位于足背第 1、第 2 跖骨间，跖骨底结合部前方凹陷处。

太冲踢

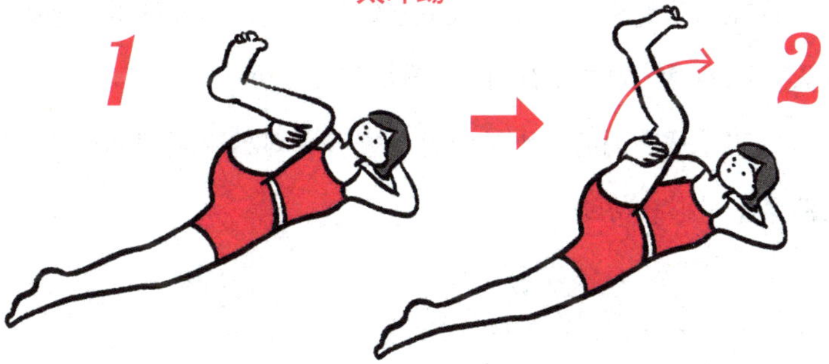

侧卧。
竖起一侧的大脚趾，抬高膝盖，可以用手辅助。（竖起大脚趾会令该动作的刺激效果更加显著）

抬高的腿，朝天花板方向踢！
下方的腿蜷曲起来或伸展出去都可以。
一侧完成后，另一侧做同样动作。

配备饮水杯，方便勤补水。

建议随身携带饮水杯，勤补水。每小时至少有一次大口饮水。

这一时期，大量饮用冷水会降低体温，导致身体不适。特别是有寒症的朋友，饮用冷水会加重症状，建议尽量饮用温热的饮品。

饮水杯中常备自己喜欢的饮品，量要充足。咖啡因有利尿、提神的作用，建议安排好饮用时间，不建议全天饮用。

热水、冷水、半发酵茶，适合减脂、减重人士。这些饮品可以“重置”味觉，有助于降低对重盐、重糖等重口味食物的欲望，有预防暴饮暴食的效果。

柑橘口味的果汁兑蜂蜜或兑水饮用，适合想要增重或增强体力的人。这种美味的饮品有助于提升肝气。

红枣水适合月经失调的女性朋友。它对解决生理期难题、提高雌激素水平很有帮助。

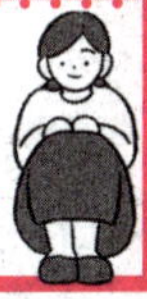

推荐饮品

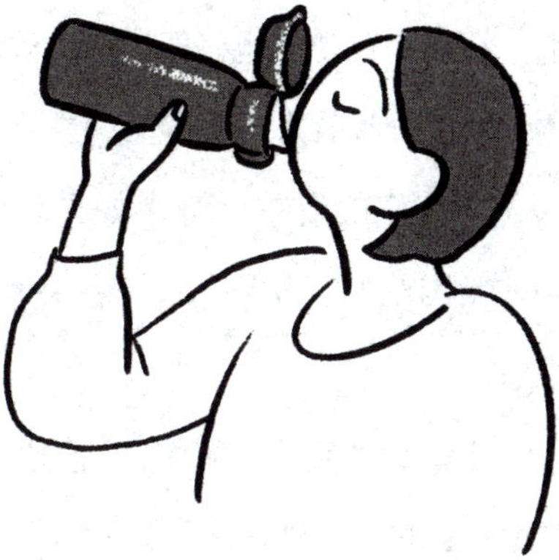

1. 热水、冷水、半发酵茶
可以降低吃重口味食品的欲望，预防暴饮暴食。按照中国对茶的分类，青茶是半发酵茶[1]，含有咖啡因，建议在上午饮用。
半发酵茶不仅有抗病毒、抗过敏作用，还有通便效果。
从茶叶品种来讲，半发酵茶有：大红袍、冻顶乌龙茶、文山包种茶、铁观音、武夷岩茶、黄金桂茶、水仙茶、色种茶等。

2. 柑橘口味的果汁兑蜂蜜或兑水饮用
春季养“肝”，这种饮品中的酸味有助于提升肝气。

3. 红枣水
将一两颗风干红枣加入 1 或 2 的推荐饮品中饮用。
“柑橘口味果汁 + 蜂蜜 + 红枣”是适合春季的完美饮品！

1　青茶，别称乌龙茶，介于全发酵茶和不发酵茶之间，有“茶性平和，不温不寒”的特点。

应对夏季寒症，去户外运动！

春季的太阳是一年之中阳气的来源。可能是因为受空调的影响，有些人在夏季也有寒症的表现。建议这些朋友在 3 月的春分到 4 月期间充分吸收太阳的能量，去挑战一些户外运动吧！

慢性化的夏季寒症，如果到了夏天才注意到的话，想要改善是非常困难的。如果想改善这种季节性的慢性症状，就需要提前做准备。

春季的“动”养讲究“舒缓”。只要动起来都是好的，如果条件允许，可以首选阳光下的户外运动！

跑步比较容易。此外，高尔夫、网球、棒球、羽毛球、飞盘都是不错的运动选项。

如果亲朋好友里也有受寒症困扰的人，叫上他们一起去运动吧！结伴同行更欢乐，也更容易把运动习惯坚持下去。

对于那些运动量不足的人，这也是恢复运动习惯的绝佳时机。

□________ □________ □________

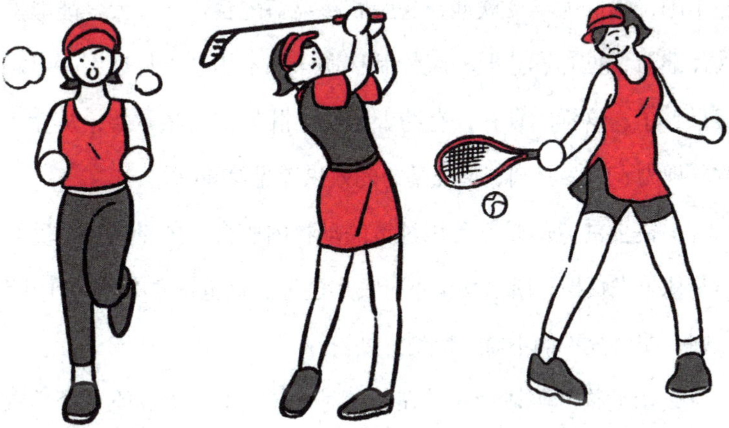

一个人跑步很自在，约上好友去打高尔夫球、打网球也很开心哦！

3月 ◆第4周◆ ◆静◆

以肝养肝，应对春季寒症！

请大家把“养肝”作为春季寒症的改善对策吧。

根据中华药膳的“同物同治”[1]原则，我推荐大家食用动物肝脏。在中国，猪肝尤其受欢迎，一般和蔬菜搭配食用。而大蒜能够提升人体能量，推荐和猪肝一起炒制！调味品不用过于复杂，一点蚝油就足够了。这样的食补，有助于促使“肝”的力量觉醒，从而达到改善视力、灵活肌肉、增强精力的效果（见第86页）。

但需要注意的是，食用过量的动物内脏会使能量超标，反而会给身体带来负担，所以切记不可食用过量。这也符合中医的“中庸”原则，即讲究不偏不倚、恰到好处。

食用动物肝脏适合安排在午餐时段（毕竟早晨就吃这个，有点“重口味”），助力我们一整天的健康活力。当然了，安排在晚餐也没问题。

用生姜可以有效去除动物肝脏的异味。生姜经过加热后，其中的姜辣素（gingerol）成分会转化为姜烯酚（shogaol）成分，这一转化过程会令身体感到由内而外的温暖。因此生姜非常适合在冬季到春季的过渡期间食用。

1　中医认为，食用动物的内脏对人体的对应脏器有益。

本周“静计划”打卡

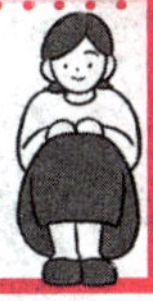

□________ □________ □________

能够提升能量的推荐食物

牛肝

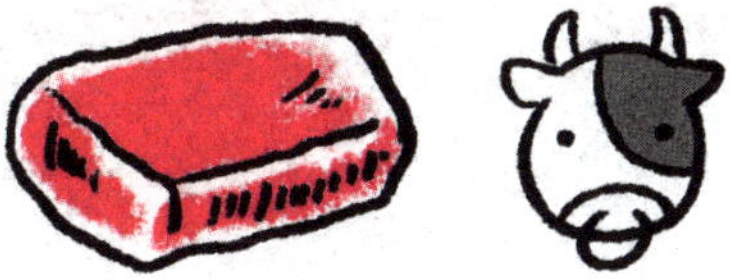

猪肝

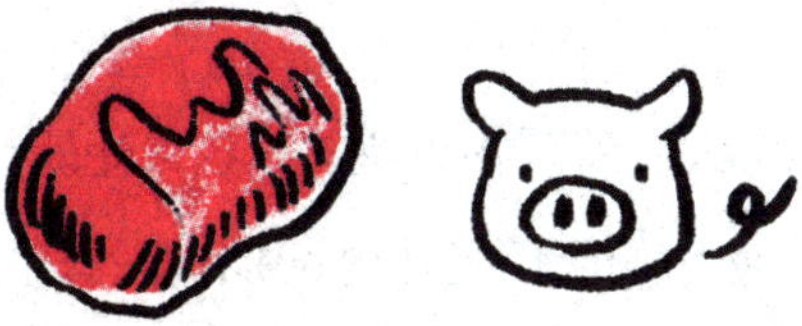

鸡肝

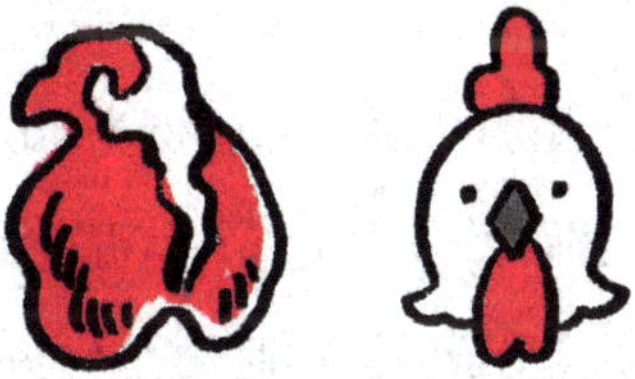

除了动物肝脏以外，我们还可以通过食用高热量食品、高蛋白食品来提升能量。像肉类与黄绿色蔬菜的小炒、火锅、涮肉等，都是很好的养生食物。另外，和亲朋好友聚餐，一起吃肉，也是提升能量的有效方法哦。

4 月

运动 60%

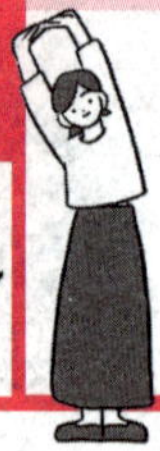

休养 40%

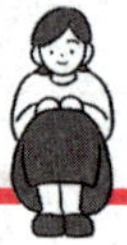

春季养生，为夏季打基础

◎应对夏季寒症，要从春季入手

4 月，空气中弥漫着万物更新的气氛，处处春意盎然。到了 4 月，我们要把“动”的比例提升到 60%，安排比 2 月、3 月更多的户外活动。在 4 月，我们不仅要“动”起来，还要运动到微微出汗的程度为好。

与“动”相对，本月“静”的比例为 40%。这里的比例仅作为参考，请大家量力而行。4 月上旬，气温依然较低，有的地方偶尔还有霜雪天气出现。受低温影响而状态不佳的朋友，请继续好好休养。

春分节气前后，昼夜几乎等长，与日照时间的阴阳平衡相对应。此时人体的理想状态应该是身心均达到阴阳平衡。我们将在 5 月开始提升阳气，因此要在 4 月调节好身体的阴阳平衡。为此，建议大家先关注寒症问题。冬季的寒冷会使人体内的“阴”不断增加，而到了春季，寒症也没有缓解，身体仍处于阴阳不平衡状态的人很容易形成寒性体质。特别是那些入夏后仍受寒症困扰的人，更需要设法在春季调理好身体。

这一时期的寒症容易引发感冒、疲劳感增强、生理期延迟、痛经加重等问题。

对付寒症，同样需要养“肝”。疏通肝经，调理肝气，促进全身“气”的运行，对寒症严重的人群来说非常重要。我们要把因冬季的寒冷滞留在脚下的“气”，通过春季的调理不断提升至头顶，直至排出体外。

关于养“肝”，本月的每周养生习惯中会有详细介绍。在此提示大家，3 月推荐过的滋补菜汤(原料为大葱、韭菜、大蒜、生姜)，本月也可以继续食用。

4 月下旬的谷雨[1]节气过后，气温急速上升。近些年来，接近五一“黄金周”时，许多地方的天气已经和夏季差不多了。所以，吸收太阳的能量在本月依然重要，同时也要警惕紫外线辐射带来的伤害。提前做好应对季节、气候变化的准备，把外部环境对身体的伤害降到最低，同时充分吸收自然的能量——这就是中医提倡的养生要领。

1　谷雨，一般在 4 月 20 日—5 月 4 日期间。

◎ 4月，适合“断舍离”[1]

进入4月，健康人群的“肝”“胆”均已达到调和状态[2]。“胆力”指心神安定之力，“胆”的状态好了，对事物的决断力也会随之增强。

所以当我们感觉到健康状态良好时，就可以果断地动用决断力，去处理那些悬而未决或难以为继的事情了！在“断舍离”的过程中，我们会明白什么是必不可少的，什么是应该舍弃的。有时，我们还会找到新的解决方式，发现新的转机。

用“断舍离”去明确自己该做的事，做一次痛快的取舍吧！这样，我们就有更多的时间留给“动”“静”养生啦！

但仍要注意，中医的“中庸”理念讲究“恰到好处”。任何事都追求一个“平衡”，不宜过度。所以，4月虽是“肝”“胆”调和的时期，但过度的精神消耗会造成“胆”的疲惫。而随着这一时期的挑战与新鲜事物的增加，精神压力的增大，也会造成“肝”的疲惫。想要调理“肝”与“胆”，建议参考第13页、第95页的内容。

---

1 断舍离，网络用语，一种生活态度，指的是把非必需、不合适的事物统统断绝、舍弃，并切断对它们的眷恋。

2 编者注：“胆”与“肝”相表里。

◎ “易感压力”的人群要注意休养身体

4 月是“动”起来的季节。本月中，新挑战与新鲜事物频出，容易造成睡眠质量下降。而睡眠不足容易导致情绪焦虑、暴躁的情况出现。这说明，我们的身体和心理都没能跟上春季气候、环境的变化，慢了一拍。

气滞型体质，指体内的“气”运行不畅，“气”容易停滞在身体某处的体质类型。气滞型体质的特点是，容易积累压力，情绪容易低落，甚至有的人还有点神经质等（见第 27 页）。本月，气滞型体质的人群需要格外注意休养身体。

牺牲睡眠时间去换取活动时间是非常不可取的。易感压力的人群要有意识地养成休养身体的好习惯。首先从保证充足的睡眠时间开始吧！

另外，越是焦虑、烦躁的时候，越是需要通过哭、笑等来宣泄情绪、调节心情。这时可以试着和家人、朋友聊天、说笑，或看一集娱乐节目，或看一场喜剧，让自己在笑声中得到治愈。

当你意识到自己情绪焦躁时，可以立即采取措施，通过看电视、电影、短视频来换个心情。

其实，哭也是缓解焦虑的好方法。选一些号称“感动全球”“催泪神作”的影视作品来看吧！与作品中的人物共鸣一番，大哭一场，心里就痛快多了。眼泪可以帮助我们从悲伤中走出来，整顿心情，重新出发。

◎警惕头部、面部的“热”

4月依然是强风多发的时期。在2月第4周我们讲过，风起时，人的面部容易受到“风邪”的影响。

风有“轻而上扬”的特点，所以风对人体的影响主要体现在头部与面部，身体会有头痛、咽痛、鼻塞、眼睑浮肿、眩晕等症状出现。

4月中下旬是春夏交接的过渡期。本月除“风邪”的影响以外，也会受到“暑邪（见第20页）”中“热”的影响。

“热上浮、冷下沉”是众所周知的，这一规律也体现在人体上。

因此，当体内的“热”上升时，也同样容易导致头部、面部出现问题。例如容易出现面部神经痛、面神经麻痹、偏头痛、耳鸣、眩晕、眼睛充血、干眼症等症状。

在4月第4周的“静”养习惯（见第114页）中，我会进行穴位按摩的详细介绍。让我们通过按摩穴位来预防这些问题的出现吧。

4 月，我们会与更多的人相遇、交谈。在此之前，处理好头部、面部“热”的问题，调理好面部的状态，再美美地去社交吧！

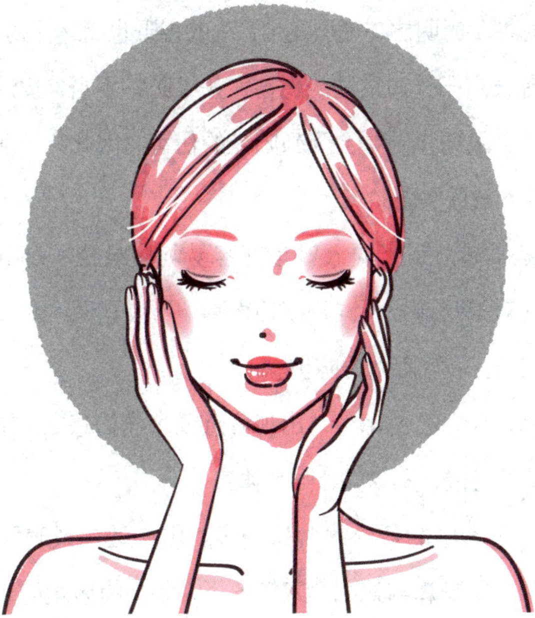

遮阳伞配太阳镜，是外出防晒好搭档！

清明[1]时节，万物明净，一派生机勃勃的景象。

这一时期阳光明媚、光照充足，人的视野也随之开阔、明朗。

大家都知道阳光对皮肤的伤害，如果防护不当，皮肤很容易被晒伤。其实，眼睛也同样会受到阳光的伤害。因此户外防晒时，需要同时关照到皮肤和眼睛。

特别是早晨，阳光的入射角度容易刺痛眼睛。而中午阳光强烈，也容易对眼睛造成不同程度的影响。所以这两个时段都建议大家佩戴太阳镜，做好眼睛的防护。

当眼睛疲惫时，头部容易出现疲惫或疼痛的感觉，所以当你感到头昏脑涨的时候，不如先让眼睛休息一下。

春季，阳光中的紫外线含量增多。出门散步或晾晒衣物时也别忘了防晒。防晒霜与遮阳伞双管齐下，能更有效地防止紫外线伤害哦！

防晒材质的外套也可以发挥积极的作用。

坚持做阳光浴的同时，做好防晒也很重要哦。

1　清明，一般在公历4月4日—6日之间。

本周“动计划”打卡

□ ________ □ ________ □ ________

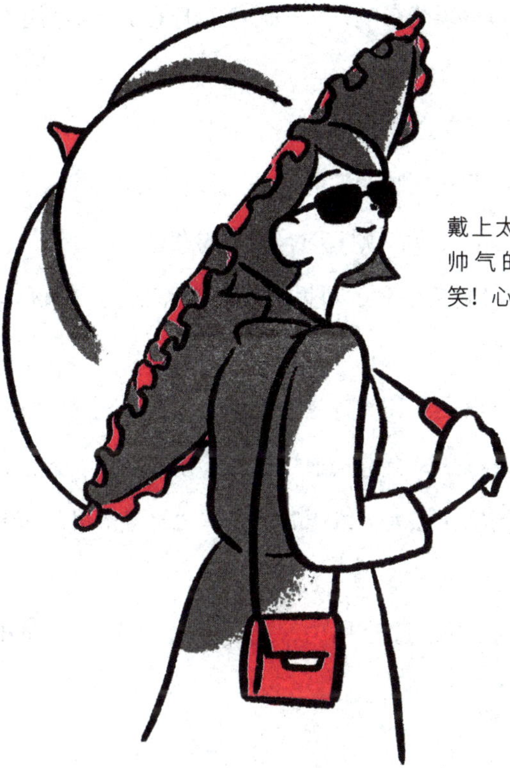

戴上太阳镜，内心对帅气的自己微微一笑！心情就变好啦！

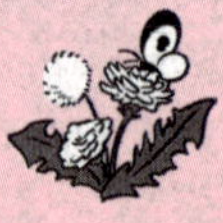

按压“睛明穴”，明眼又静心。

4 月的新环境容易令人紧张。

受近年来异常气候的影响，这一时期，身心状态不稳定的人并不在少数。

所以一起来学习安定身心的常用技巧吧！

在此向大家推荐按压睛明穴的方法。睛明穴对治疗眼病十分有效。“睛”代表眼睛，“明”则有改善视力的意思。

轻柔地按压睛明穴数秒，可以让过度兴奋的身体和心理安定下来。

按压睛明穴，会产生压力感受性反射，进而起到降低血压或眼压的效果。但过度按压，会造成血压过低，引发眩晕，这点需要格外注意。睛明穴的功能强大，体弱的人只需“轻轻触碰”就足以达到保健目的了。

按压穴位时，不必过分用力，请保持心情放松，动作柔和就好。

□________ □________ □________

安定身心的穴位

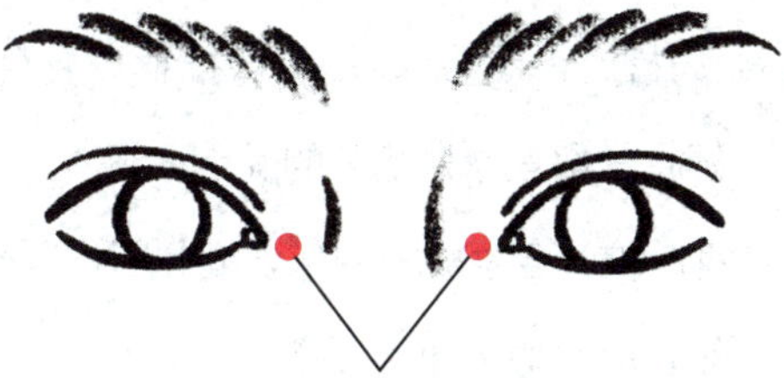

[睛明穴]
位于内眼角的里侧。

[穴位按压方法]
用无名指的指腹轻柔地
按压睛明穴数秒。

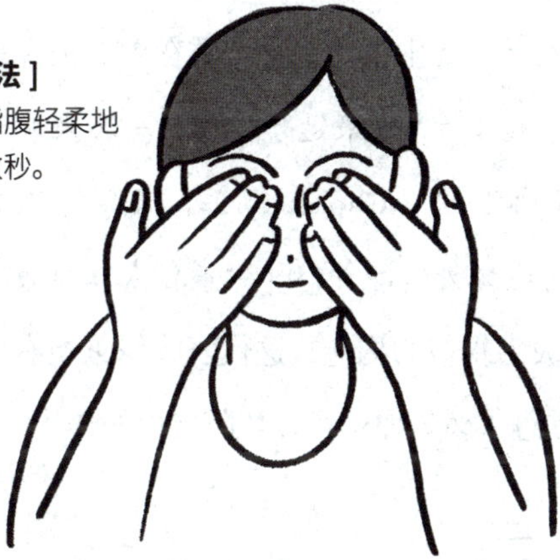

如果有头晕、眼花的症状，建议用 3 根手指（食指、中指、无名指）一起按压。将手指并拢、弯曲成圆。将无名指置于睛明穴，食指和中指搭在眼皮上，轻轻抚触。

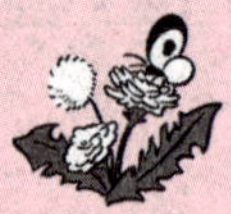

食用绿色蔬菜，激活叶绿素效用。

春季食用绿色蔬菜，可以帮助我们更好地“动”养。菠菜、韭菜、青椒、茼蒿、甘蓝等绿色蔬菜都值得推荐。菠菜汤、甘蓝汤、韭菜炒鸡蛋……好吃易做是绿色蔬菜的优点。

植物为了自我保护，会生成一种色素成分叫作“植物营养素”[1]。近年来，植物营养素的保健效果备受关注。叶绿素就是绿色蔬菜的植物营养素，存在于细胞的叶绿体中。叶绿素吸收太阳光能，以水和空气中的二氧化碳为原料来合成糖类等有机物，这一过程叫作“光合作用”。

糖类对世界上一切生物（包含人类在内）来说是最基本的能源物质。生物通过食用淀粉[2]来延续生命。一般来说，叶绿素可以帮助我们将体内的胆固醇（Cholesterol）、二噁英[3]（Dioxin）等多余且有害的成分排出体外。此外，叶绿素和人体血液中的正铁血红素（Heme）有着极为相似的构造，这代表叶绿素也有助于人体内的氧气运输，起到促进人体气血运行，预防贫血的作用。

1　植物营养素，别称植物化合物、植物化学成分。

2　食用淀粉，是植物光合作用的产物，本质为糖类。

3　二噁英，是一类有毒的含氯有机化合物，有强烈的致畸、致癌作用。它进入人体的主要途径是饮食，主要存在于受污染的肉类和乳制品。

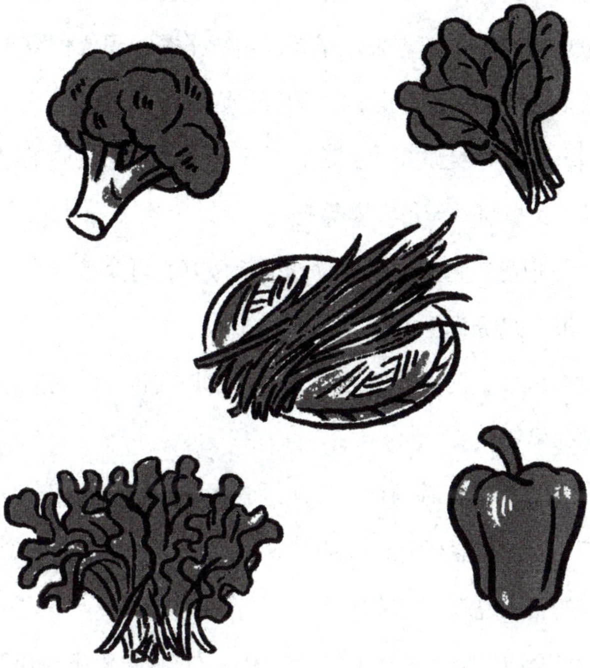

菠菜、韭菜、青椒、茼蒿、甘蓝等蔬菜富含叶绿素，养生功效显著。

早餐是门“必修课”，简单一点也不错。

越是忙碌的日子，越需要全神贯注、全身心投入地去应对。因此，无论如何也要抽出空来吃早餐，利用早餐时间放松身心，为一整天的活动做准备。这对我们的身体健康来说非常重要。

总有些日子你会从早忙到晚，几乎顾不上自己。如果你遇上这样的日子，请提前一天备好早餐吧！

建议你把汤、粥、炖品等食物提前做好，再分装成小份，冷藏或冷冻起来，方便随时食用。

通勤时间长，习惯到办公室吃早餐的朋友也可以用保温饭盒带一份自制的早餐。

无论如何，抽出时间踏踏实实地吃顿早餐十分重要。吃过早餐后，对那个精心备餐的自己说声“谢谢”吧，对那个百忙之中还能吃到早餐的自己说声“你真棒”！

“喂！谢谢你哦。多亏了你，今天我又能元气满满地开工啦！”

本周“静计划”打卡

□________ □________ □________

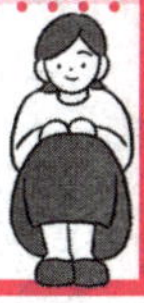

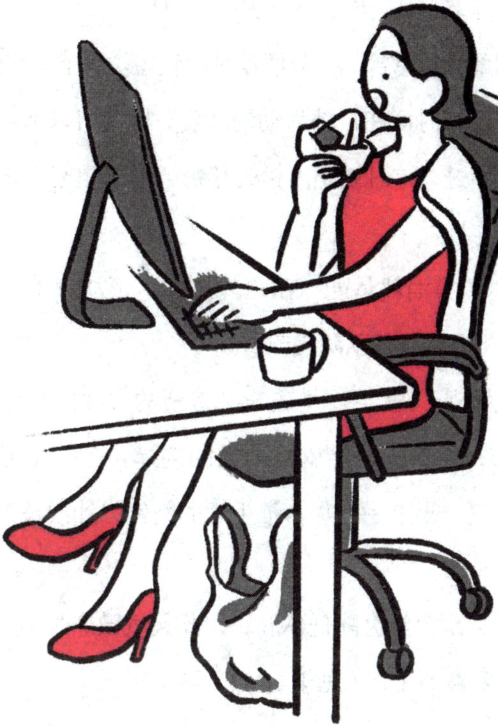

如果没空下厨，就到超市、便利店、
早餐店买点现成的早餐吃吧！

一起去野餐吧！记得及时补充能量。

约上亲朋好友，到公园、野外去野餐吧！

2月、3月的天气寒冷，户外活动时间较短。到了4月的第3周，人们已然习惯了长时间在户外活动的节奏，因此可以适当延长户外活动的时间。不过，这时候距离杉树花粉“卷土重来”的时节很近了，还请注意防护。

户外活动容易消耗体能，在户外期间，请注意不时地补充能量，这有助于提升人体的新陈代谢。

如果不想下厨，就买一些美味又方便的食物随行吧。正值草莓成熟的季节，水果三明治就是不错的选择。在一件短袖T恤就能外出的好天气，喝上一杯富含维生素的新鲜果汁或蔬菜汁再好不过了。

新鲜果汁、蔬菜汁会降低体温，因此天气微凉时不宜饮用。寒性体质的人需要格外注意（见第24页）。

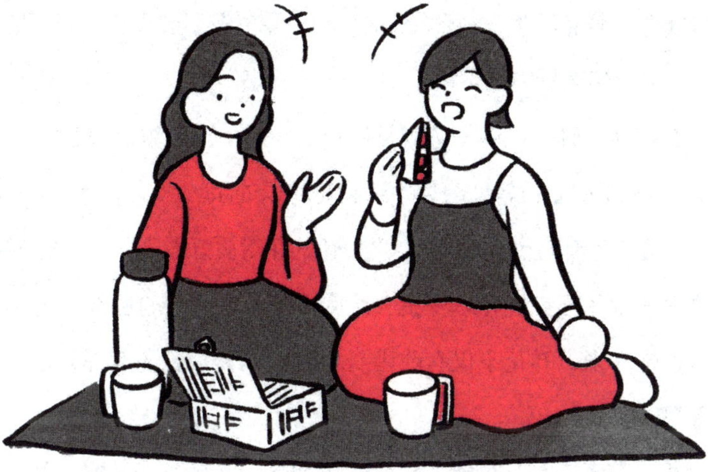

本周要延长户外活动的时间，继续吸收太阳的能量！
当然，也要充分做好防晒哦。

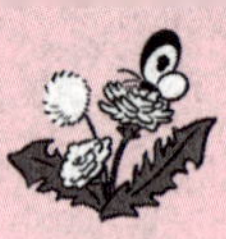

用鲜花装点房间，提升精力与运势。

4月是百花争艳、姹紫嫣红的月份。这一时期花开得格外好看，我们很容易对鲜花一见倾心，试着把喜欢的鲜花带回家装点房间吧！就像“鲜花养生”[1]所倡导的那样，用鲜花来装点房间，可以帮助我们从自然美景中获得快乐。

在家休息时，可以一边观赏鲜花，一边发出“真漂亮！”“好可爱！”的赞叹。没错，夸出声来也是可以的哦。

“这片花瓣的形状很美”“白色的花瓣更好看”……去欣赏和夸赞每一朵花吧！鲜花本身就会给人力量，而夸赞也会令人心情愉悦。这样一来，鲜花不仅有改善身心状态的作用，还有提升运势的效果呢。

花不在多，一支也能发挥作用。想多用几枝花来装饰的话，取奇数（如1、3、5、7、9）比较容易搭配。对插花新手来说，一开始就选3支来试试吧！

1　鲜花养生，指的是用鲜花装饰影响情绪、获取情绪价值的养生方式。

□______ □______ □______

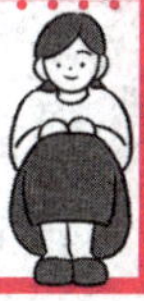

鲜花的持久保鲜法

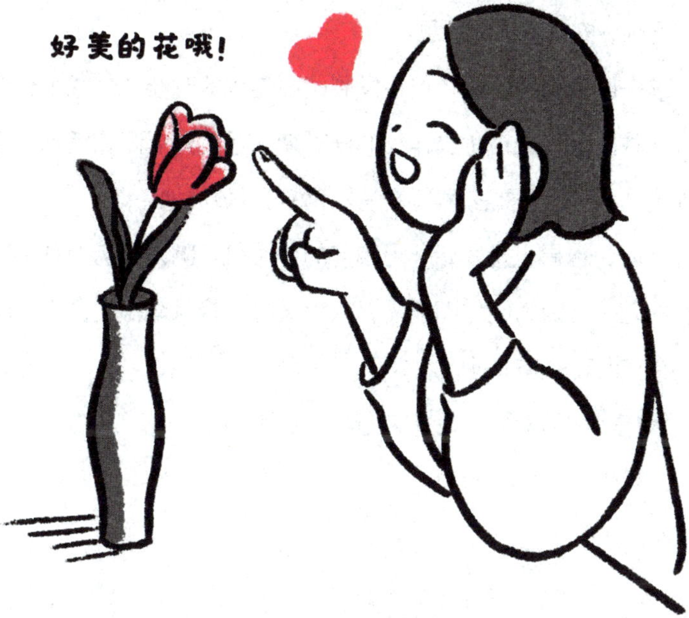

插入花瓶前，将花茎底部用剪子剪成斜面。
用打火机或炉灶将花茎切口炙烤至轻微发黑。
炙烤会造成花卉缺水，能够促使花茎充分吸收花瓶中的水分。
每天运用炙烤法，会使鲜花更加持久保鲜。

园艺和陶艺，静心又舒体。

谷雨时节，气温急速上升，会有“五风十雨”[1]的气候特点。

这种气候条件有益于植物的生长，因此“五风十雨”也有形容风调雨顺、安定太平的意思。

这一时期虽有降雨，但还没到阴雨连绵的时候，气候十分舒适宜人。谷雨节气是播种农作物的好时期，适宜开展园艺活动。无论播种还是育苗，只要在太阳下侍弄，就可以放心地去做。

同时，本周也是开始学习陶艺的好时机。陶艺是运用黏土进行创作的艺术。因为制作陶艺需要双手长时间接触潮湿的黏土，所以更适合在温暖的季节进行。

天气暖和起来了，试着来挑战一下陶艺吧！

1 五风十雨，指大约五天刮一次风、十天下一场雨的现象。

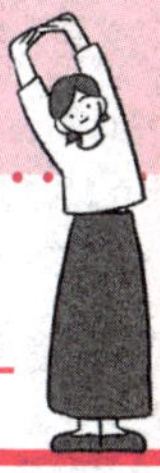

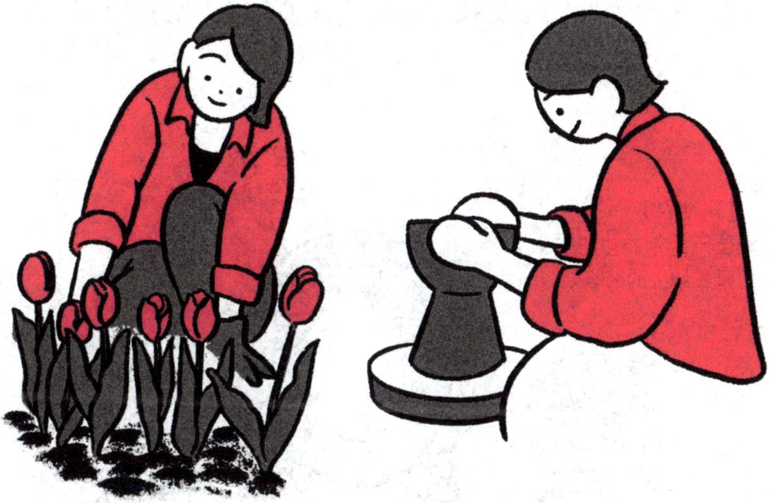

花草种植、艺术创作……让你的世界更广阔。

按摩特效穴位，解决面部问题。

通过按摩特效穴位“二白二风二竹”，可以消除面部多余的“热”，调节“气”的运行，使人觉得轻松、舒适。当“热”被消除后，面部神经痛、花粉症、眼睛充血等面部问题会得到改善。

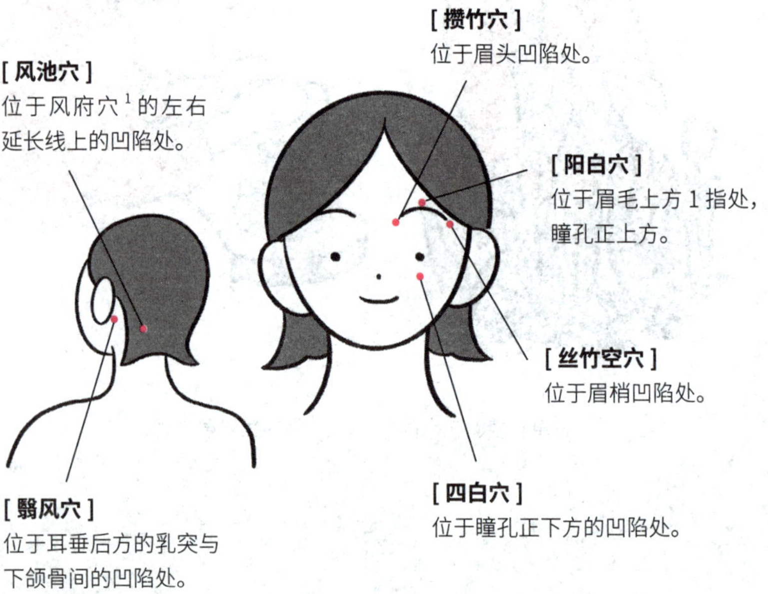

1 风府穴，位于枕骨隆突（后头部中央处凸起的骨头）下侧的凹陷处。

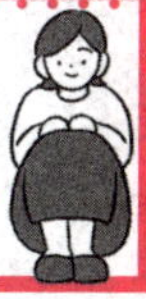

按摩特效穴位："二白二风二竹"

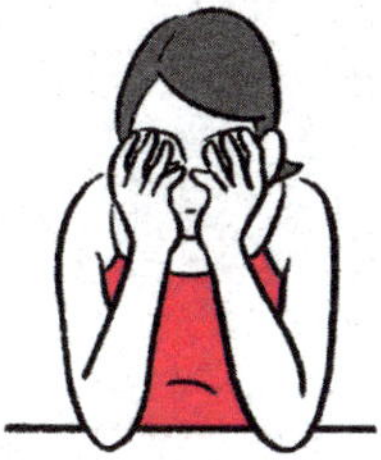

1

用食指按压丝竹空穴，用无名指按压攒竹穴，中指搭在眉毛中央。其间，手肘撑于桌面，深呼吸，将头部重量集中于手指。若有余力，请做 3 次。

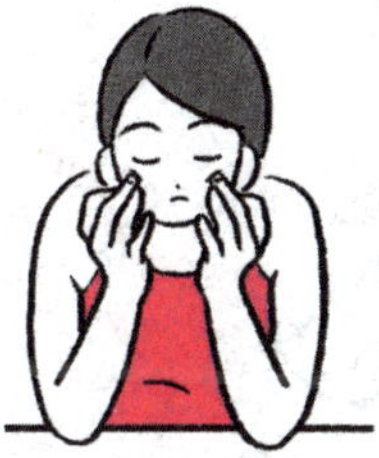

2

用双手中指按压阳白穴，深呼吸，将头部重量集中于手指。将中指沿面部降至四白穴，按压四白穴，深呼吸，将头部重量集中于手指。

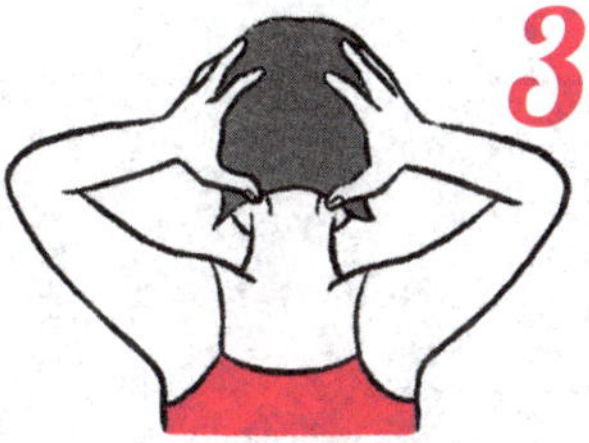

3

用双手拇指交替按揉风池穴及翳风穴，动作要轻柔，其余手指由太阳穴向后轻抚头部两侧。

请在身体舒适的范围内重复以上 3 步。

如果触碰到以上穴位时产生了痛感，那就代表你的经络不畅。通过上述按摩方式，可以缓解疼痛，疏通经络，使身体感到舒适。

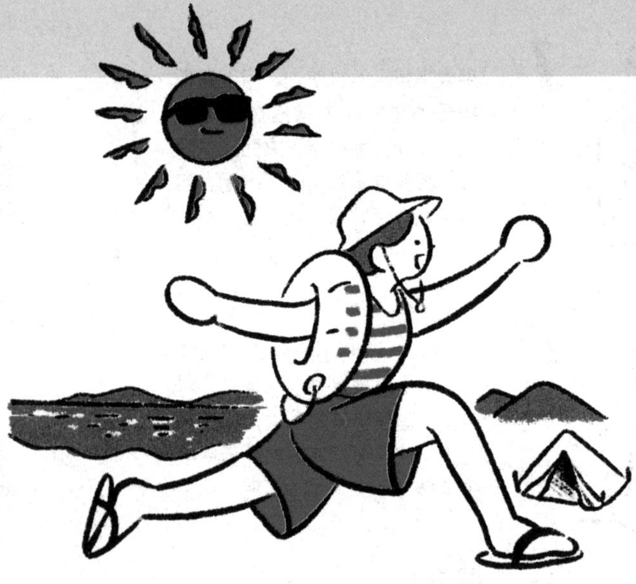

夏

第3章

调整心理状态

夏季，警惕“心”的疲劳

毫不夸张地说，一整年的动、静养生习惯，都是为了我们能够在夏季精力充沛地活动。春夏交替后，气温持续上升，我们身体的新陈代谢会不断增强。当人体的基础代谢升高时，身体会变得易于活动。因此可以说，夏季是可以轻松“动”起来的季节，是一年之中身体状态的巅峰季节。

夏季也是万物生长的季节，自然界所有的生物都在努力地生长。天地之间的能量——阴阳之气的交流日益活跃，人体的阳气不断向外生发。让我们也借此机会，积极地释放身心的能量吧。

这一时期，如果身体状态良好，就无须特意地保养。但这一时期，也容易出现不明原因的“活动不灵活”“活动困难”的身体问题，以及心情低落、干劲不足等心理问题。

造成这些问题的原因，在于“心”。中医所讲的“心”（见第16页）指包含心脏、血管在内的整套循环系统。“心”驱动着全身的气血循环，支配着五脏六腑。不仅如此，“心”还控制情感，以及与意识、思考、睡眠相关的精神活动，能够调整血压，对人的心理状态起着至关重要的作用。

夏季是养“心”的季节。在本该充分活动的时候不活动，就容易导致压力积累，陷入心理不适的状态。这样一来，血液循环功能也会变差，无法支撑脏腑（见第 15~16 页）及肌肉、骨骼等各器官、各部位的正常活动。由此引发的身体不适，又会反过来加重心理不适，形成恶性循环。

“白天充分活动释放精力，晚上舒舒服服睡个好觉”是夏季最好的养生法。想拥有一个健康的心理状态，就有意识地“动”起来吧！

建议不爱出汗的朋友，选择一些容易出汗的运动。只要运动到出汗的程度，我们的身心状态会自然而然地好转起来。不喜欢运动的朋友，蒸桑拿浴也是不错的选择哦！（见第 176 页）

如果在夏季期间能保持这种良好的运动状态，我们就能储备足够的体力，精力充沛地进入秋冬季节。如果感觉有些疲惫，在“动”与“静”间犹豫不决时，请果断地选择“动”起来吧！如果身体习惯了运动，只要没有感到不适，建议一直保持这个节奏。

要注意的是，千万不要勉强自己过度运动。为了保证“心”的健康，在定制运动计划或者参加活动之前，要铭记“恰到好处”的原则。想要休息的时候，当然要选择好好休息啦！

其实，在充分运动后，身体会自然而然地进入休息状态，无须刻意安排。我们只要明白“舒舒服服地休息”的重要性就好。

借太阳之力强化骨骼

和春季一样，夏季仍然需要进行日光浴。随着运动量的增加，人体骨骼会变得越发强壮，但强化骨骼只靠运动还不够，还需要维生素D的参与。

维生素D是唯一一种人体可以通过光照自行合成的维生素。

阳光下的户外活动，对强化骨骼有双重功效。这一时期，适合开展丰富多彩的户外活动，如露营、郊游、海滨运动等。一起来享受愉快的夏季出行吧！

妥善应对低血压问题，安度低气压时期

夏季是低气压天气频发的时期。低血压问题，是低气压气候时引发身体不适的主要原因之一。低血压指收缩压（高压）在 90mmHg 以下，舒张压（低压）在 60mmHg 以下的状态。和高血压不同，一般来说，如果没有症状，有低血压的人无须治疗。但有低血压的人容易处于“莫名乏力”的状态。

低血压的人容易出现血虚型体质的（见第 30 页）症状。如果心脏的泵血功能不足，会导致全身各部位供血不足，血液循环变差。而“心”不仅负责驱动全身气血循环，还控制着血压。如果能在夏季期间把“心”养好，不仅有益于改善心理状态，还会对调整血压起到可喜的作用。

如果不加以调理，低血压的症状容易在夏季期间加重。

首先，人的体温在夏季随气温升高而升高，人体为了散热会不断扩张血管，从而造成血压下降。其次，人体在排汗的过程中，血管里的水分随着汗液中的盐分一起被排出体外，也会造成血压下降。

除此之外，夏季常用空调，室内外温差过大，易造成血压波动。这种血压的波动也是身体难以承受的。

这里推荐大家食用夏季蔬菜来应对低血压问题。除了黄瓜、酸黄瓜（小黄瓜）、圣女果、西葫芦等新鲜蔬菜外，还可以把芹菜、萝卜、胡萝卜做成咸菜（泡菜），放入冰箱保存，方便随吃随取。腌制调料很容易在市面上买到，这些小菜制作起来也非常简单。

蔬菜中富含的钾元素，对调整血压十分有效。醋腌的小菜与新鲜蔬菜相比，利于人体对维生素、矿物质的消化吸收，带给胃肠的负担也更小。

细嚼慢咽，有利于调节自主神经[1]

夏季是自主神经容易紊乱的时期。自主神经分为交感神经和副交感神经，决定着人体的兴奋或放松。心脏和血管也是由自主神经来支配的。

当人体紧张或压力升高时，交感神经开始活跃。面对危险或未知事物（压力的来源），会出现瞳孔放大、血管收缩、血压升高、优先向肌肉供血等一系列反应，以便随时出击。

相反，在安全的环境中，副交感神经会发挥主导作用，身体会进入放松状态：血压下降，肌肉放松，六腑（包含胃、肠等消化器官在内的）的机能开始活跃。

我原以为自主神经紊乱多发于春、秋换季的时期，但其实自主神经在夏季更容易受到影响，问题出在夏季的阳光上。我们的眼睛在受到阳光的刺激后，会自主调节瞳孔，而“调节瞳孔”这一工作就是由自主神经控制的。

1　自主神经，别称植物性神经，是内脏神经纤维中的传出神经，也称自律神经。它掌握着性命攸关的生理功能，如：心脏搏动、呼吸、消化、血压、新陈代谢等。

眼睛受太阳的影响有多大，主要取决于太阳经过的高度。

夏季，太阳经过的高度较高；冬季，太阳经过的高度较低。而且，夏季向阳处和背阴处的明暗反差更大，因此对眼睛的影响也更大。

瞳孔会根据太阳光量和入射角度的变化来进行自我调节，使眼睛在亮处不致被刺痛，在暗处也能看清东西。所以，夏季的阳光越强烈，明暗反差越大，瞳孔的调节力度也就越大。我们的自主神经就是这样控制瞳孔变化的。再看冬季，虽然阳光没有那么强烈，但入射角度变低，也容易刺痛人的眼睛。

综上所述，在夏季和冬季，自主神经都容易受到影响而变得活跃，而在阳光柔和的春季和秋季，相对不易受到影响进而变得活跃。

此外，因为夏季的日照时间长，所以交感神经活跃时间较长。自主神经的平衡被打破，倾向于以交感神经为主导。当交感神经过于活跃时，胃肠活动容易弱化，进而影响人体的消化吸收。这是因为，交感神经激发了人作为动物的御敌状态（攻击、狩猎模式）。想象一下，大敌当前的野生动物，怎么可能细嚼慢咽呢？

一般来说，工作忙碌的人，尤其是从事接待和销售工作的朋友，吃饭速度都比较快，甚至有废寝忘食的时候。这也是因为他们的身体进入了狩猎状态。而进食状态和狩猎状态（也就是副交感神经状态和交感神经状态）之间的切换相对麻烦，也就容易被省略，从而使身体持续保持狩猎状态。

交感神经过度兴奋的状态对身体并不好。因此，用餐时请有意识地细嚼慢咽。当副交感神经处于主导状态时，唾液的分泌会变得旺盛起来。所以，通过充分咀嚼食物来促进唾液分泌，进一步提升副交感神经的兴奋度吧。如此一来，还能促进胃酸分泌，有助于食物的消化和吸收。

自主神经就像钟摆一样，在交感神经与副交感神经之间来回摆动。如果副交感神经能够充分发挥作用，就会带动交感神经充分发挥其作用，二者相互影响，相互促进，这样不仅能够提升注意力，还能改善我们的睡眠质量，形成一种良性循环。所以，朋友们，一定要留出时间好好吃饭。细嚼慢咽，为稳定自主神经打好基础，就从今天起，有意识地实践起来吧。

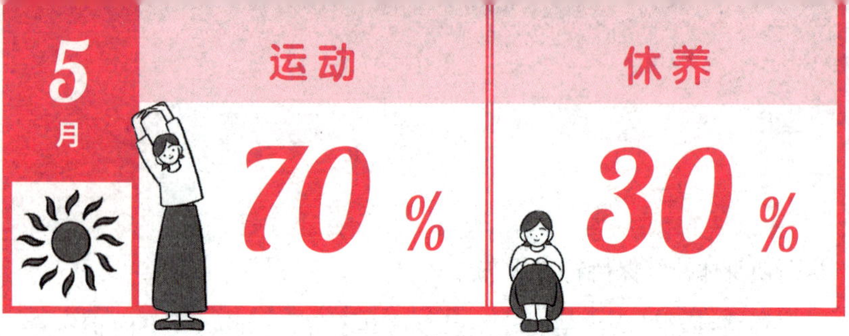

关注面部症状，做好身体保养

◎利用交感神经的活跃期“动”起来

5 月的天气，常给人还在春天的错觉。但实际上，立夏[1]过后，从日历日期来看，已经是夏季了。随着日照时间变长，太阳位置升高，阳光对人体的影响也越来越大，交感神经也会因此逐渐进入活跃状态。此时的身体非常易于活动，是“动”起来的好时机。

5 月的气候，总体来说非常稳定，只要在好天气积极出门活动，就能轻松达成“七分动”的目标。做一些能让自己出汗的运动吧！如果可能，每周运动两次以上，效果更佳。

趁着“黄金周”假期，去户外活动是不错的选择。从新绿中吸收能量，精神焕发、活力四射地“动”起来！

据说，人的大脑能够根据日照时间来判断季节。立夏过后，我们的身心会自然而然地开启夏季模式。

---

1 立夏，一般在 5 月 5 日前后。

到了小满[1]节气，随着日照增强，偶尔还会出现温度较高的天气。这一时期可是难能可贵的外出好天气。趁着还没被梅雨困在家里，抓紧时间约上亲朋好友外出游玩吧！

但遗憾的是，由于近年来气候异常，外出好天气竟变得难得一见。要么是梅雨季提前，要么是梅雨季被略过，春夏无缝衔接……有时还会出现“五月雨”[2]，天气简直变幻莫测。

建议大家根据天气情况，合理安排活动。如果不小心赶上了坏天气，就待在家里好好休息吧！

◎对镜自查，确认面部问题

在镜子前认真观察自己的面部。

5 月是面部容易出现问题的时期。之前我们讲过，春季受“风邪”的影响，头部容易出现问题。这一时期，如果春季没治好的问题“卷土重来”，加上气温升高的影响，头部就容易被“热”困扰。具体表现为面部神经痉挛、面部神经麻痹、面部神经痛、头晕、头痛、耳鸣等症状。

我们可以通过下面的自查方法，来确认自己的身体状态。

---

1 小满，一般在 5 月 21 日前后。

2 五月雨，指出现在 5 月的一种强暴风雨天气。

1. 通过眼睛自查

人的眼睛可以反映出五脏六腑精气（支撑人体活动的动力、能量）的盛衰[1]。请参考下图的方法，为身体做一次自查吧。

特别是在夏季常出现眼睑浮肿、运动后眼睛发红等症状的人，请试试下面两种穴位按摩方法。

轻轻握拳，用小指一侧敲打图示穴位，每处 10 次，做 3 组。每天练习一套动作（方法 1 或方法 2）。

有助于缓解眼睑浮肿、运动后眼睛充血症状的穴位

方法 1：梁丘穴 + 三阴交穴
方法 2：下巨虚穴 + 血海穴

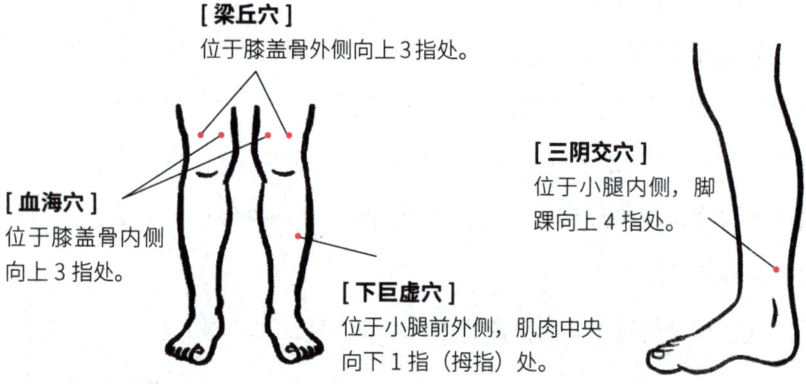

1 引自《黄帝内经》：“五脏六腑之精气，皆上注于目而为之精。”

通过眼睛自查身体状况

[白眼球的血管]

高血压或情绪波动会扰乱“心”（见第 16 页）神，引发白眼球发红、充血等症状。

通过稳定血压、稳定情绪可以缓解该症状（见第 123~125 页）。

[眼睑]

脾（见第 16 页）失健运[1]会造成眼睑浮肿，有时还可能发展成为慢性病。

通过调和脾胃可以改善相关症状（见第 191~192 页、第 196~197 页、第 209 页）。

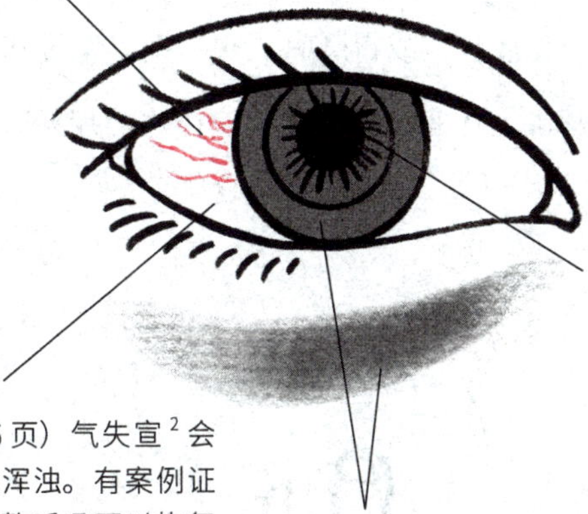

[黑眼球]

眼睛可以反映出“肝”（见第 16 页）的状态。如果黑眼球呈青蓝色，可能是“肝”疲惫的证明。

给眼睛放个假，为自己解压吧（见第 32 页、第 103 页）！

[白眼球]

肺（见第 16 页）气失宣[2]会导致白眼球浑浊。有案例证实，通过调整呼吸可以恢复眼球颜色。

通过运动可以改善该症状（见第 221~222 页、第 226 页）。

[瞳孔、黑眼圈]

肾（见第 16 页）气不足会影响瞳孔的活动。如果同时有血虚（见第 30 页、第 150 页）症状，会导致黑眼圈的出现。

补肾，势在必行（见第 269~271 页、第 276 页）！

---

1 脾失健运，指脾运化功能失常的症状。

2 肺气失宣，指肺不能宣通的症状，呼吸道整体不舒服对呼吸造成影响。中医学中，失宣表示呼吸不通畅、呼吸困难。

2. 通过唇色自查

夏季，是血液循环良好、气血调和的季节。身体健康时的嘴唇应该是粉色且柔软的。

唇色发青、颜色暗淡时，按压位于脚背的“冲阳穴”，用力按压 10 秒左右。

嘴唇干燥，证明身体也处于干燥、缺水的状态，需要及时补水。如果同时出现腹泻症状，或胃肠有“热”时，需要优先处理胃肠问题。如果在此基础上还有便秘、发烧、疼痛等症状时，请及时到医疗机构就诊。

促进血液循环的穴位

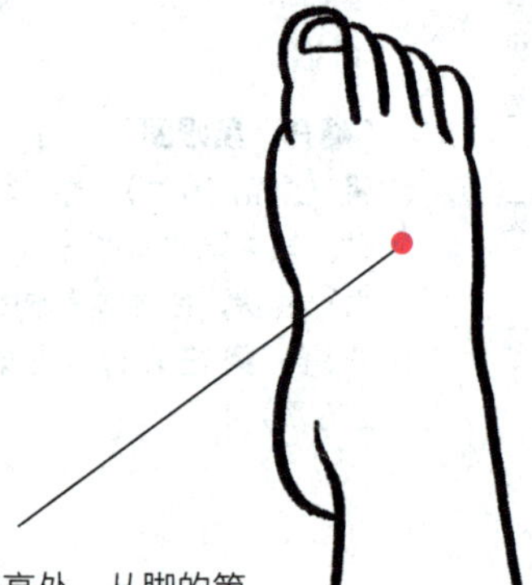

[冲阳穴]
位于脚背最高处，从脚的第 2 趾、第 3 趾间，沿脚踝方向，向上至动脉搏动处。

3. 比较面部的两侧

面对镜子，以鼻子为中心，把面部分为左右两侧，对比两侧的不同。

其实人的肺腑左右是不对称的。比如，心脏在身体中央偏左的位置。肺脏所在的位置也不居中，其内部构造也不是对称的。因此，人的面部也并不是完全对称的。

如果面部的不对称情况相比之前更加明显，有可能是精神紧张过度引起的面部（比例）失衡。这时，可以用 4 月的“二白二风二竹”特效穴位按摩法来调节。如果从 4 月起就用这一方法进行自我调理，对花粉症以及面部失衡等症状会起到“防患于未然”的作用，使头部、面部保持健康的状态。

练习“仰卧举腿”，重塑身体线条。

夏季的运动强度一定要比春季的更大。本周内，请把春季以来的运动强度向上提升一二档。3月时，我们用“仰卧举腿”做过自测，本周我们的目标是：将这一动作（见第133页）坚持得更久。

“仰卧举腿”的目的是锻炼髂腰肌，强化它（对肠等内脏与腰部）的支撑力量。同时，“仰卧举腿”还有收紧小腹的效果。正值展露身体线条的季节，想要摆脱“小肚腩”“游泳圈”的话，就快快练习起来吧！

通过上述方法，可以阶段性地提升腹肌力量。原本不能完成的动作，通过练习也能逐渐达标。有余力的朋友，可以把动作4坚持到30秒、40秒、1分钟或更长时间，最高目标为3分钟。同时，也要注意不要劳累过度。如果运动后失眠，可能就是劳累过度造成的。所以运动时，控制在力所能及的范围内为好。

“再努力一点！”时不时这样给自己“打气”，以夏天应有的饱满情绪，练出健康匀称、肌肉紧实的好身材吧！

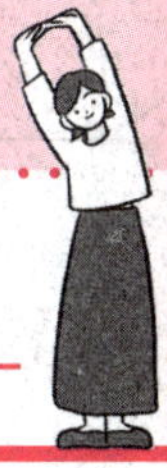

仰卧举腿

1

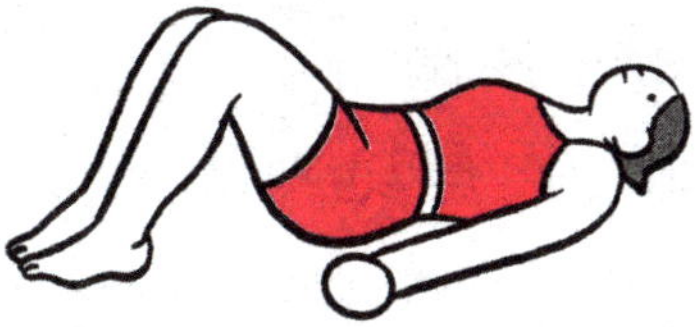

仰卧，屈膝。

2

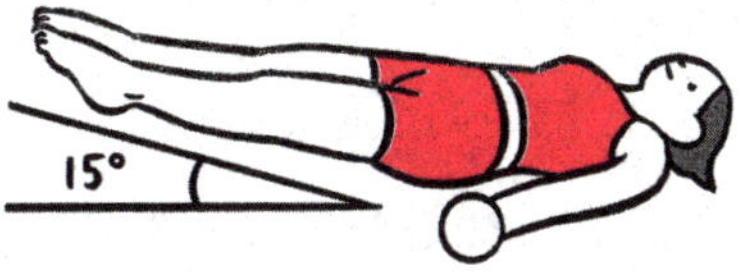

双脚并拢伸直，抬腿15°，静止2秒后回到起始位置。重复5次。这个过程，请有意识地运用腹肌力量！

3

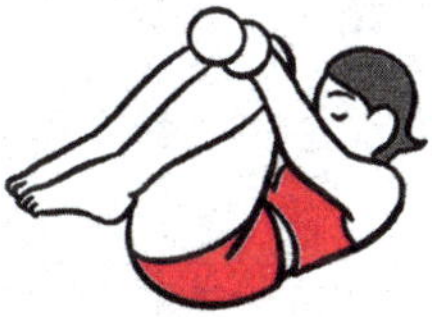

双手抱膝成圆形，静止10秒，同时舒缓地吐气，并感受脊骨一节一节打开的过程。

4

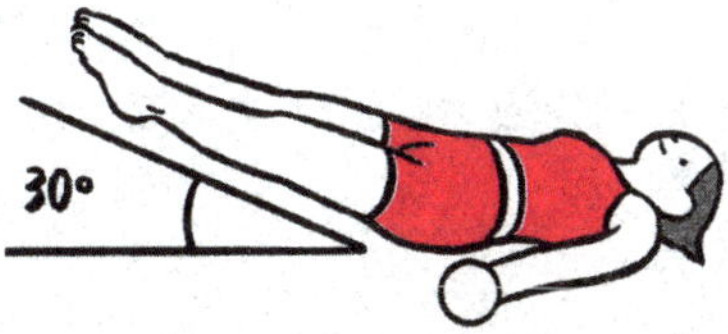

张开双手，抬腿30°，静止10秒后回到起始位置。重复3次。

把盐换成醋，为身体大扫除。

如果这一时期身体不适，就不能正常吸收夏季的阳气。在中国有一种说法，“立夏一拉稀（腹泻），难受一星期。”本周让我们减少盐的摄入，用醋来给身体做个大扫除吧！

酱油、大酱等调料都含有盐分，建议也换成醋。

身体疲惫容易导致味觉减退，而醋的酸爽能够激活味觉，使人恢复清爽。

醋的酸味会促进唾液分泌，改善人的消化吸收。同时，还有缓解疲劳、调血糖、降血压、燃烧内脏脂肪等功效，进而达到促进和激活脏腑活动的效果。因此，醋是初夏时节调理身体最理想的调料。

与此相对，盐分的摄入会使体内水分增加，容易引发水肿，甚至会导致血压上升。这时，负责调节体内水分的“肾”的负担就更重了。

随着时间推移，天气越来越热，出汗也会越来越多，盐分补给就变得十分必要，到那时“肾”就要开始“加班”了。因此，趁着初夏，控制盐分摄入，用醋来充分激活脏腑功能，提前给“肾”放个假吧！

本周“静计划”打卡

□ ________ □ ________ □ ________

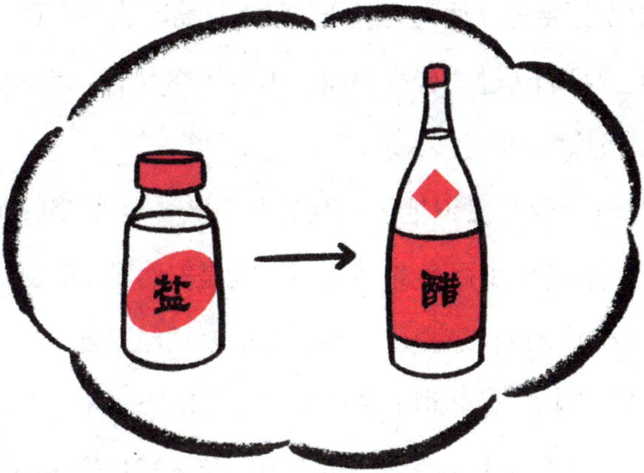

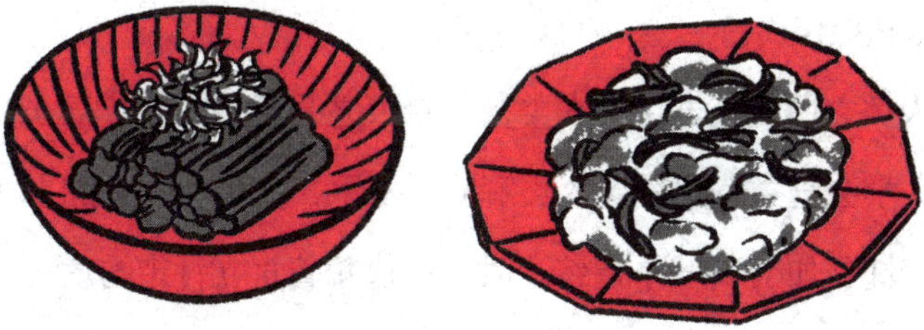

找一天来做个试验，下厨时不放盐，只放醋。
根据身体情况和个人喜好，尽量坚持 1 周。
韭菜炒鸡蛋、焯菠菜时，只用醋来调味，简单又好吃，快来试试吧。
这种做法可以疏肝理气，促进气血运行。

由"鸠尾穴"处发力，大步走起来！

在这个适合充分活动的夏季，日常走路时也要有意识地"动"起来。上周我们通过"仰卧举腿"锻炼了髂腰肌，本周我们继续通过走步来锻炼髂腰肌。

走路时，要有意识地由鸠尾穴处发力。运用髂腰肌，大步走路。每天这样连续步行至少 30 分钟，就是安然度夏的秘诀。

中医在很早以前就提出"步行时需以鸠尾穴发力"。用双手手指（食指、中指、无名指）按压鸠尾穴，按照"左、右、左、右"的节奏，一边摆动上半身，一边大步走起来吧！这一动作对安定心神有着积极作用。

人类之所以能进化成人类，其原因之一就是掌握了直立行走的本领。学会直立行走后，人类解放了双手，使手变得更加灵活，学会了烹饪、加工……本周练习时，一边想着直立行走的意义，一边大踏步地走起来吧！

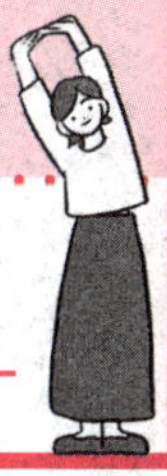

□________ □________ □________

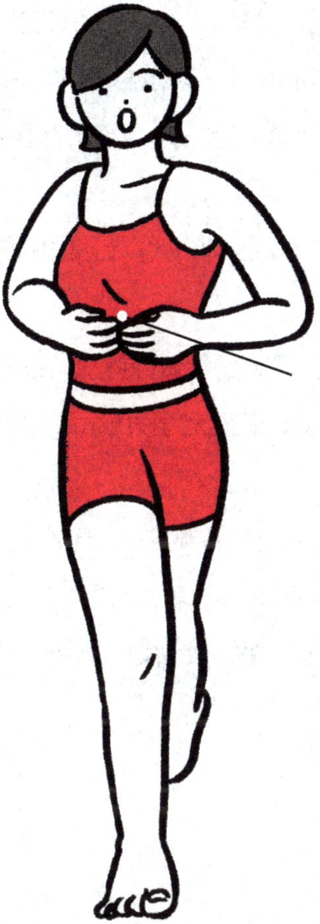

[鸠尾穴]

位于胸骨剑突（鸠尾穴上方突起的软骨）下的凹陷处。

右脚向前迈出时，用右手手指按压鸠尾穴。

将右侧肩胛骨和锁骨向后沉，左侧肩膀向前送出。

左脚向前迈出时，用左手手指按压鸠尾穴。

将左侧的肩胛骨和锁骨向后沉，右侧肩膀向前送出。

按摩穴位，缓解紧张，把心放宽。

“心”掌管着人的精神活动。夏季，“心”容易疲惫，我们调整精神状态的难度会增大。特别是本周，刚刚结束了愉快的“黄金周”，不得不回到工作岗位上，面对现实，心中不由得会充满紧张和不安。

感到紧张时，可以先按压手腕处的神门穴。如果因过于紧张而引发胃痛时，请按压内关穴。

用手按压穴位 1 分钟左右，同时反复做深呼气、缓吸气的动作。一只手结束后换另一只。其间，无须大力按压，用手轻触穴位 3 分钟，也可发挥作用。

这种方法不指定站坐姿，坐着或站着都可以。无论在工作中还是外出活动时，如果感到紧张，都可以用这种方法进行自我调整。

这是身心均处于巅峰状态的夏季，所以把心放宽，悠然地度过吧！

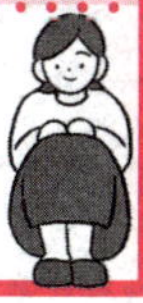

□ ________ □ ________ □ ________

有助于缓解紧张的穴位

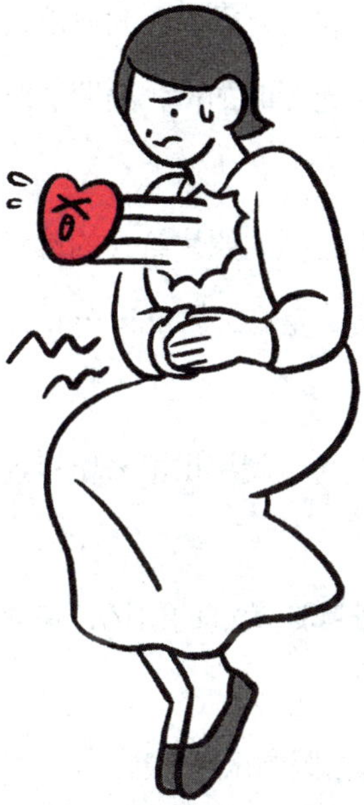

感觉紧张或出现胃痛时，按压以上穴位有助于缓解症状，以便我们镇定自若地应对接下来的事。

[内关穴]

位于前臂掌侧，腕横纹中央向下 3 指处。

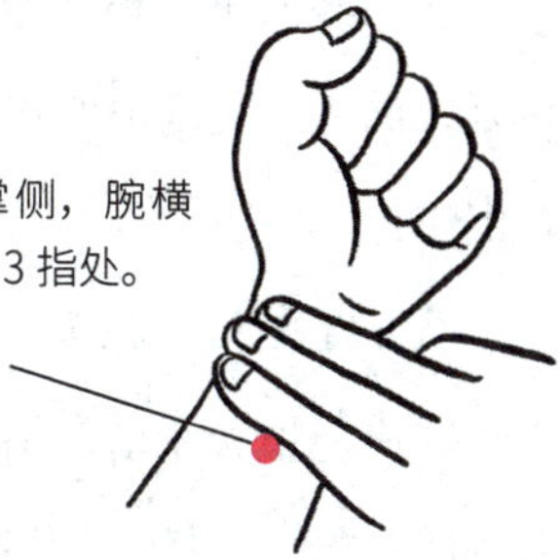

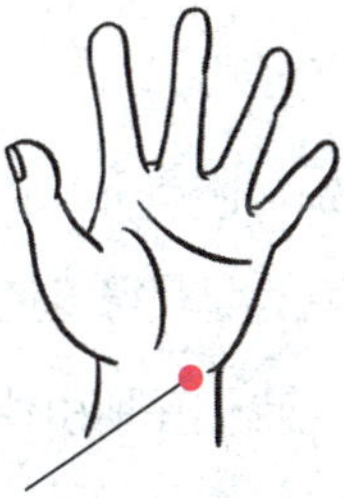

[神门穴]

位于腕部，腕横纹上，小指侧肌腱[1]的内侧。

1　小指侧肌腱，指的是尺侧腕屈肌腱，包括小指屈肌腱、小指伸肌腱，其中小指屈肌腱还可分为小指浅屈肌腱及小指深屈肌腱，具有辅助屈伸小指的作用。

去阳光下拍照吧！

本周适合安排一次户外拍照活动。

在自然光下，拍什么都很上相，很好看。夏季，人的血液循环良好，面部呈现健康的玫瑰色，再有充足光照的加持，美照随时轻松出炉！

太阳是阳气的源头，因此，在阳光下拍摄的照片给人的感觉似乎也充满能量。无论自拍，还是拍摄孩子、宠物、风景……都洋溢着满满的阳气，充满生机与活力。

当我们感受到伟大的生命正在熠熠发光，就用摄影来留存这一刻的美好吧。

相信阳气充溢的照片，每每回看都能唤起美好的回忆，使人精神愉悦从而获得能量。

让我们呼朋引伴，一起去阳光下体验拍照的乐趣吧！

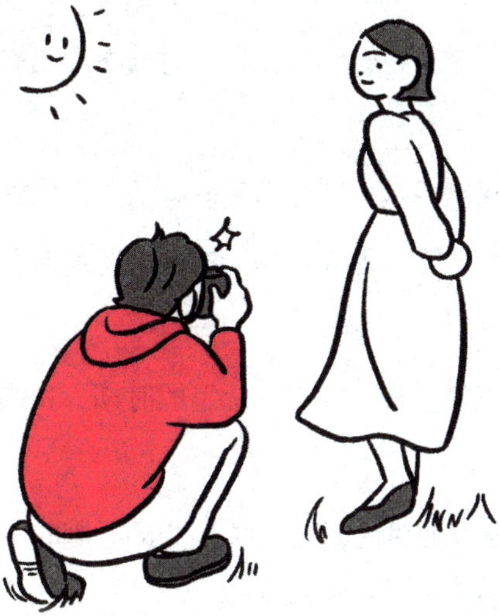

本周适合拍一组艺术写真。
我们身边的摄影达人中，总有一位钟爱在这个季节外出拍照。
此时也正是适合户外摄影的时节。天气不热，不易出汗，没有晕妆的担心。这时候拍摄婚纱照、纪念照，再合适不过了！

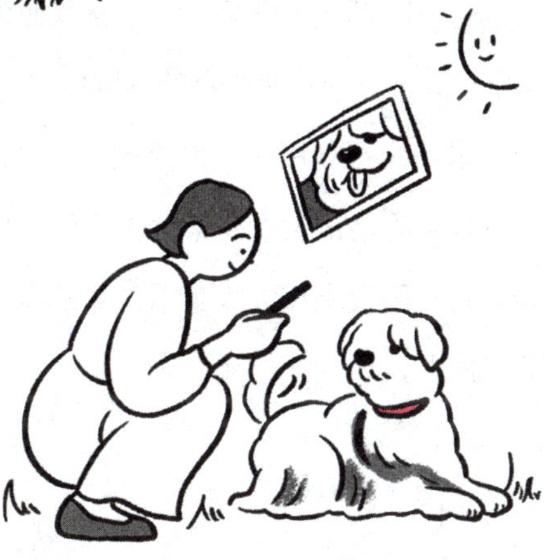

在阳光下，也可以为你的“萌宠”拍一套照片，留下它们活泼、可爱的瞬间吧。

食用有助于安定身心的食材。

立夏过后，就要开始研究防暑对策啦。黄瓜、茄子、冬瓜、苦瓜、豌豆苗等蔬菜具有清凉、安定身心的作用，且不会增添脏腑的负担，推荐大家食用。

而且，夏季蔬菜含有丰富的钾元素。钾元素不仅有助于人体排出多余的盐分，还有降低血压、消除浮肿等作用。钾元素还关系到人体肌肉的收缩，在夏季承担着重要的角色。

到了小满节气，就到了“阳气上行，阴气下行”的时期。我们需要以养“心”为主，调理五脏。

这一时期气血旺盛，使以掌管血管的“心”为中心的五脏的工作量增大。任何一个脏器的过度使用都会导致身体疲惫。

本周推荐食用加入绿豆或小豆熬制而成的米粥。绿豆、赤豆有清热解毒的功效，可以帮助人们消除体内多余的“热”，排出体内的毒素。而大米作为大家最熟悉的食材，用来搭配豆类做粥，再合适不过了。

□＿＿＿＿＿ □＿＿＿＿＿ □＿＿＿＿＿

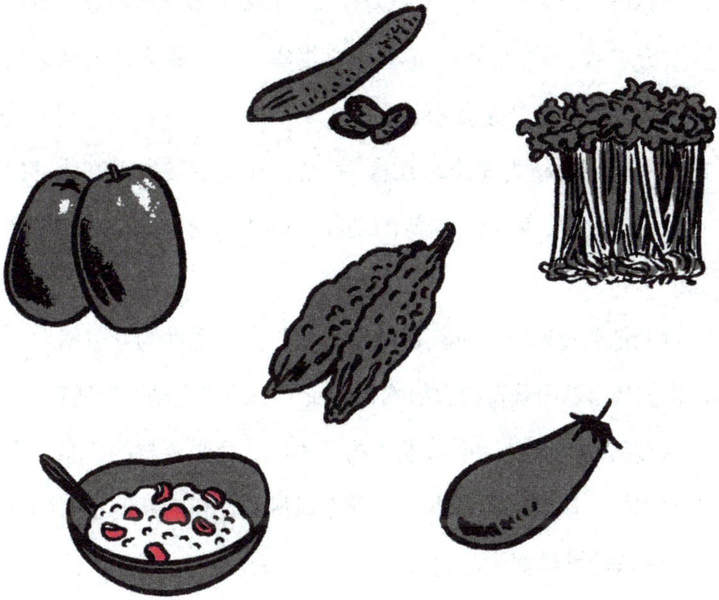

黄瓜、茄子、冬瓜、苦瓜、豌豆苗等都是具有“寒性”的食材，有安定身心的作用，适合在心神不安、易怒情绪等出现时食用。

入夏之后，五脏六腑开始忙碌起来。
让我们用食物来助它们一臂之力吧。

去野营，去登山，品味自然，振作精神！

森林浴[1]、登山、野营……夏季就应该是充满这些活动的季节。中医讲究“吸自然之灵气，蓄养生之精华”，主张人们灵活运用自然的力量，来补足自身缺乏的能量。

夏季，人的精力充沛，五感[2]敏锐。让我们最大程度地发挥视觉、嗅觉、触觉、听觉、味觉的功能，尽情享受与大自然的亲密接触吧！

我们把通过刺激五感获得的舒适感叫作“主动的舒适感”。例如，我们从自然中获得的放松感，就属于一种“主动的舒适感”。

欣赏美丽的景色，会激发人的艺术感；呼吸森林的气息，会激发人的本能。倾听鸟鸣啁啾，感受微风拂面，在清新的空气中享受美食，幸福感油然而生。

追求健康，不必总是拘泥于完成某套养生动作，偶尔把身体交给自然，沉浸于自然，感受自然，享受那份来自自然的愉悦吧！

1　森林浴，源自日本的健康理念，鼓励参与者在森林中呼吸新鲜空气和树木中散发出的芳香物质，以达到防治疾病、强身健体和增强幸福感的目的。
2　五感，指形、声、闻、味、触，分别对应人的视觉、听觉、嗅觉、味觉、触觉。

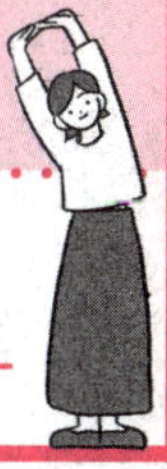

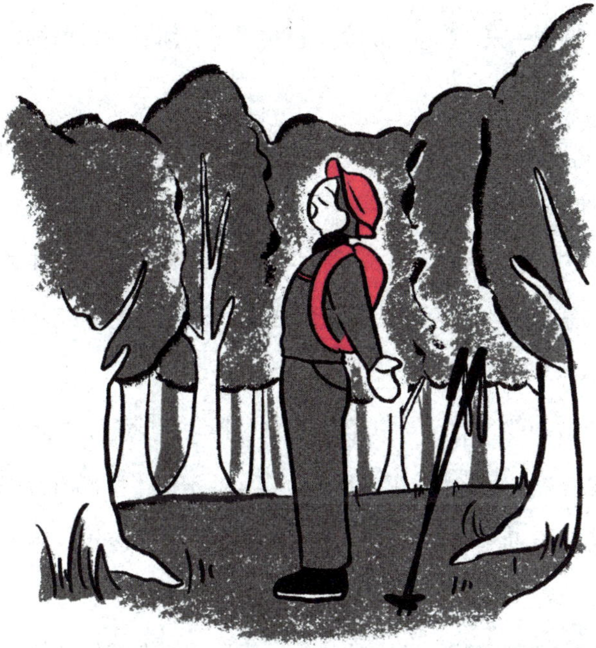

漫步于自然中，沐浴着自然的馈赠——负离子，
吸收来自大自然的能量，一边悠然地舒展身体，
一边唤醒身心，振作精神。

按揉头顶穴位，试着放空自己。

从 5 月下旬开始，身体会完全进入夏季模式，血液运行变得更加顺畅。这样一来，“心”的负担就更重了，所以调整精神状态势在必行。

仅仅是日常生活中的种种担心、忧虑，就可能将我们的能量消耗殆尽。另外，现代社会中手机、电脑的使用引发的过度用眼问题，又进一步导致了头部、颈部乃至大脑的疲劳。这种时候，就由百会穴来应对吧！百会穴有缓解压力、稳定自主神经以及安眠的作用。

百会穴中的“百”字代表“许多经脉”的意思，“会”字表明“气血交会”。位于头顶正中央的百会穴，汇集了头部所有的阳气。按摩百会穴有助于缓解头痛、眩晕和视力下降的症状，还有抗老化的功效。

试着在头部找到百会穴的位置，确认其所在部位的状态。过于坚硬或过于柔软，都不是理想状态。这时推荐用上述方法，一边轻轻按揉，一边做深呼吸。

按摩的同时，想象“无”的概念，或者彻底放空自己，直到感觉“可以起身活动”时，就可以停止按摩了。

□________ □________ □________

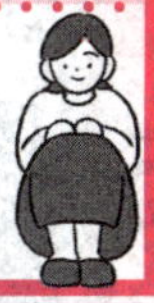

有助于缓解压力、稳定自主神经、改善睡眠的穴位

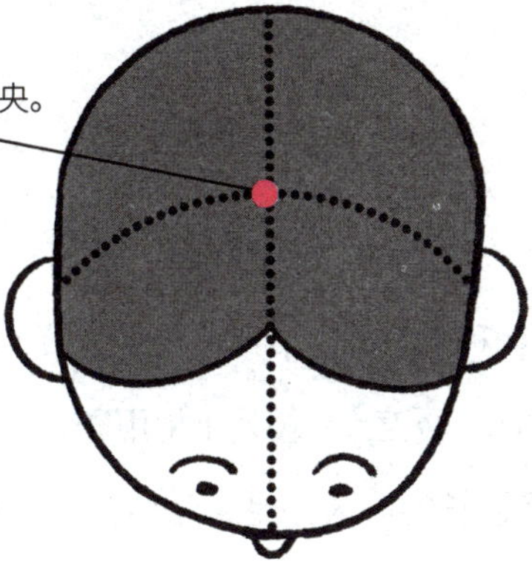

按摩方法

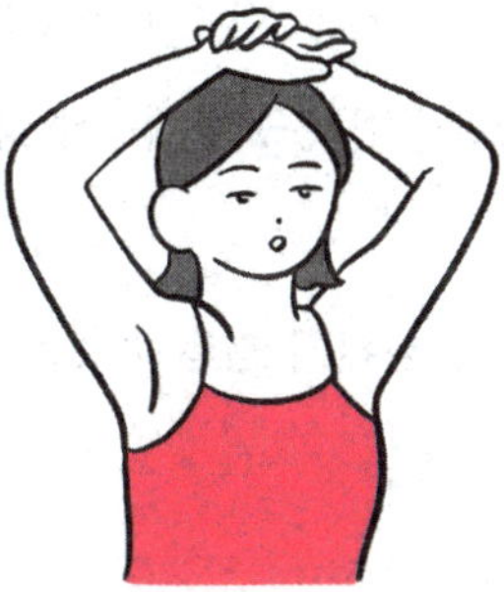

1 将一只手的拇指根部置于百会穴。

2 另一只手压在其上，一边呼气一边放松手腕，仅用手腕的力量按压即可。此时身体需要保持笔直挺拔。

3 深呼吸数次，直至身体放松。

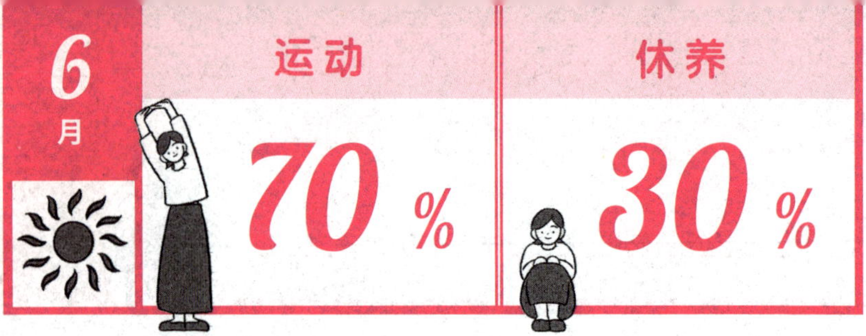

积极排汗，预防感冒

◎选择容易出汗的运动

芒种[1]是农作物种植的关键节点。芒种时节，闷热天气增多，一戴口罩就会感到憋闷。夏至[2]一般处于梅雨季，这一天太阳升至最高处，是一年中白昼最长的一天。夏至时节，只要是晴天，气温普遍较高。

本月我们的身体越发舒展，越发易于活动。就算天气、身体情况不好，也要尽量投入更多时间与精力在“动”养上。比较理想的状态是，保证每周至少进行三次（哪怕每次时间不长）容易排汗的运动。如果能达到这一标准，那么就算是梅雨季，也不会影响我们轻松达成“七分动”的目标。

这一时期如有身体不适，可以通过容易排汗的运动来改善（如

1　芒种，一般在6月6日前后。
2　夏至，一般在6月21日前后。

果患病，请谨遵医嘱）。利用梅雨季的降水期，合理地安排运动吧。

夏季充分地排汗有利于毛孔正常舒张、闭合，使我们不易患上感冒。所以想要预防感冒，就积极运动，充分排汗！

近年来，6 月就开始出现酷暑天气，所以这就是时候做好防暑准备了。在穿上新上市的短裤、短裙时，别忘了，防蚊虫的产品也是本季的必备品哦。

◎把梅雨的湿气排出体外

在梅雨季，如果感觉体乏、无力，不能随心所欲地活动，可能是因为体内的湿气囤积过多。

体内有湿气，意味着体内的“气”“水”运行较差，或处于停滞状态。

从这一点来看，排汗依然是本月的重要课题。不方便外出的阴雨天，可以通过室内高尔夫运动、健身房训练等来帮助我们的身体排出湿气。

排出湿气后，任凭外面的雨下得淅淅沥沥，身体也是清爽而舒适的。

◎借冬瓜之力祛除体内囤积的“热”

之前我们讲过，受炎热天气的影响，夏季容易出现头部、面部的问题（见第 98 页）。祛除“热”最有效的办法就是排便。只要大便通畅，就能保障头部的舒爽。

夏季是冬瓜产出的旺季，可以说正是吃冬瓜的好时候。冬瓜富含丰富的膳食纤维，对改善便秘非常有效。冬瓜的水分占比高达 95%，堪称低热量、高水分、高营养的蔬菜。食用冬瓜可以帮助我们排出体内多余的水分和粪便，有助于控制体重。而且，冬瓜比其他蔬菜含有更多的钾元素，因此它还是预防浮肿的好帮手。

有些朋友可能不熟悉冬瓜的做法，不知道该如何搭配。其实，冬瓜吃起来口感清淡，十分百搭。6 月起冬瓜就上市了，大家都买来尝尝鲜吧！

◎这一时期脸色苍白，有可能是“血虚”

健康人的面色应该是红润、鲜亮的，身体应该是精力充沛的。如果进入 6 月后你的脸色开始变差，就需要关注身体健康情况了。

血虚（见第 30 页），指身体出现贫血或血液循环障碍的症状，也有因“血”功能出现异常导致血虚的情况。

符合上述症状的人，日常较少食用有利于造血、补血的食物，因此，需要及时补充西红柿、胡萝卜、鹌鹑蛋、动物肝脏等食物。此外，在春季推荐过的青菜、滋补菜的小炒也很适合这类人群。

正因为夏季是血液循环旺盛的时期，所以血虚症状最好在春季就调理好。然而，血虚状态从春季延续到夏季的人不在少数，建议这类人群平日里有意增加对肉类、鱼类、豆类等富含蛋白质食物的摄取。

进入夏季仍然感觉体乏、困倦的朋友也无须勉强，适度地实践本月的“静”养习惯，继续调理身体吧。

用“5:3:2”瘦身法调理内脏。

6 月，人们的着装逐渐清凉起来。让我们运用中医的“时辰养生法（见第 17~18 页）”来塑造纤细的身材吧！和运动瘦身法不同，时辰养生法主张根据脏腑活跃时间来合理安排生活，提升脏腑力量，把体内多余的水分排出体外，从而达到瘦身的效果。

具体的做法是，按照“早餐 5 : 午餐 3 : 晚餐 2”的比例来进食。“5 : 3 : 2”瘦身法认为，早餐是一天中获取营养的关键一餐。因此，主张在早餐安排肉类、鱼类、豆腐、蔬菜等高能量食物。午餐需要给人体供给从下午到晚上活动所需的能量。而晚餐食用过量的食物，会给脏腑增添负担，从而需要控制食物的摄入量。

脏腑被激活后，内脏附近的肌肉、脂肪会变得更容易“燃烧”。即便不能直接达到减重的效果，腰围尺寸和肚脐周围的赘肉也会有明显的改变。如果脏腑受凉、疲乏的话，内脏周围的脂肪就会增多。无论从美观，还是从健康的角度来看，内脏脂肪的存在都不美好。

夏天真的来了！接下来的日子，我们可能出现在泳池或海边哦。抓紧时间，运用“5 : 3 : 2”瘦身法，一边调理内脏，一边瘦身吧！

□________ □________ □________

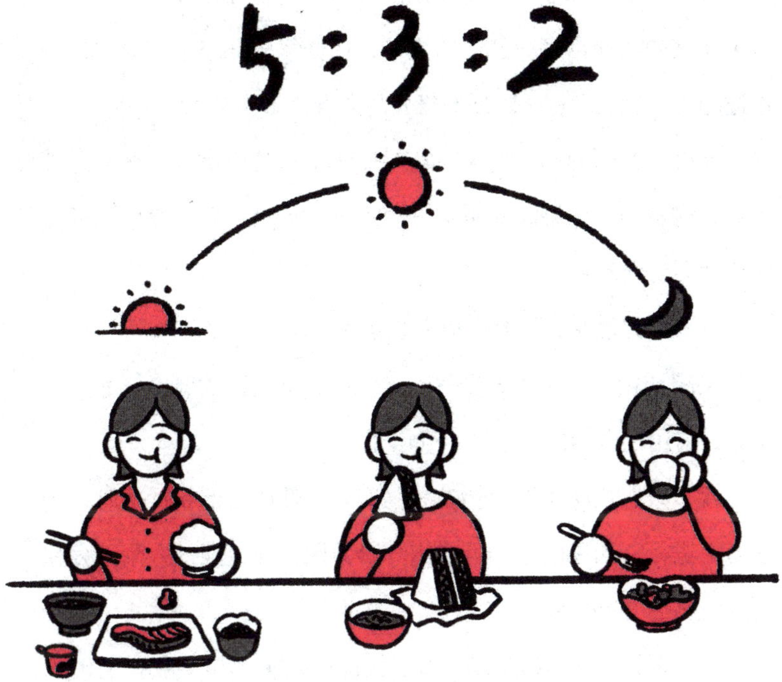

“5:3:2”瘦身法全年适用。
身体稍有不适时，比如身体出现浮肿、感觉倦怠、没有干劲时，都可以用“5:3:2”瘦身法来调节身体。

缓解低血压的穴位，有助于改善低气压引发的不适。

受饮食等因素影响，日本的女性中，有低血压（或有低血压倾向）症状的人非常多。低血压人群，在低气压环境下容易出现身体不适的各种症状。这一时期请格外注意身体（见第 121 页）。

此外，到了夏季，“心”与“血管”的负担增大，低血压人群可能会吃不消。如果能利用这段时间来激活“心”的功能，低血压症状就会得到改善。

具体的方法是，按摩气海穴和强间穴。

按摩开始前，用手感受气海穴（小腹）附近的温度。如果感觉发凉，请用毛巾热敷（见第 71 页）。

接下来，用两手的拇指按压强间穴。低血压症状严重时，请卧在床上进行。如果因为空调或出汗等原因，导致强间穴附近发凉，可以用热毛巾当枕头。

其实，强间穴对缓解高血压症状也有效果。中医讲究“中庸”，主张双向调节（把过高的降下来，把过低的升上去）。运用中医学的知识，能够把身体状态调理至“恰到好处”——这就是中医的强大之处。

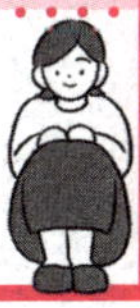

□ ________ □ ________ □ ________

有助于缓解低血压的穴位

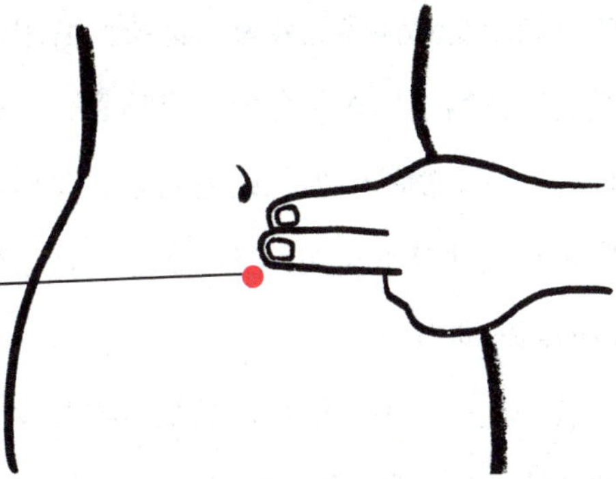

[气海穴]

肚脐正下方 2 指处。

气海穴不仅有助于缓解低血压症状，还能调节便秘、腹泻症状，改善腰疼、气虚症状（见第 24 页）。

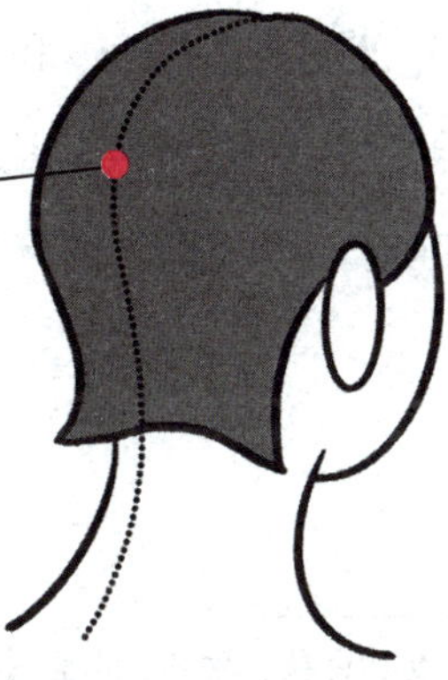

[强间穴]

位于头部（身体正中心延长线上），枕骨（后头部突起的骨头）的凹陷处。有调节自主神经的功效。

用红色做点缀，提升氛围感。

正如“青春、朱夏、白秋、玄冬”[1]所示，东方人自古以来就有把四季同颜色相关联的习惯。朱夏（红色）自古就代表夏季的颜色，红色有刺激交感神经的效果。让我们借用红色的力量来提升自身的能量吧！特别是那些莫名地感觉体乏、没有干劲的朋友，建议在穿衣打扮、日常物品中加入红色元素。而那些身体健康的朋友，此时已经顺利启动夏季模式，身心状态良好，活动能力较强，并不需要红色的额外助力。

有些人一般不穿红色，甚至压根儿没有红色衣服。这种情况建议把红色作为点缀，加入到日常的穿衣打扮中去。

下雨天或情绪低落的时候，我们往往很难有心情挑战平时不穿的红色出门。而且突然的改变和日常风格过分不符，也容易引起周围人的诧异，增加心理负担。因此，先在日常的穿衣搭配中加入红色作为点缀吧。天气不好，情绪低落时，就让红色来帮助我们转换心情！

1 青春、朱夏、白秋、玄冬，出自《尸子·卷上》：春为青阳，夏为朱明，秋为白藏，冬为玄英。

☐______ ☐______ ☐______

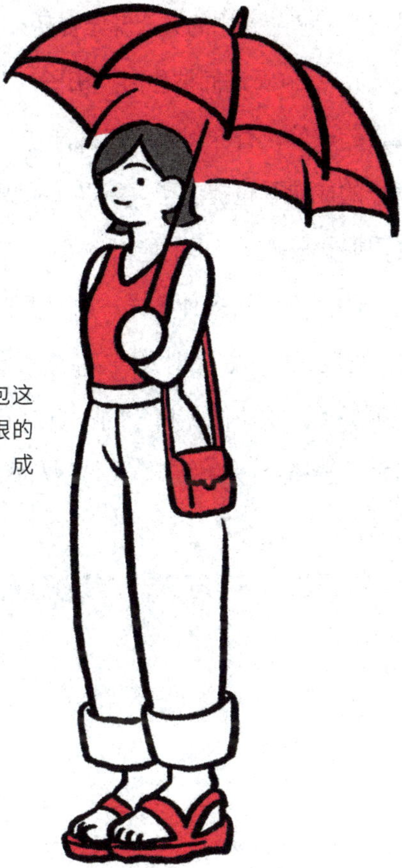

穿衣打扮时，雨伞、包包这样的小物件可以作为亮眼的点缀。积累细微的变化，成为崭新的自己！

梅子入口，疲劳赶走。

梅子是梅树的果实，口味酸甜，含有丰富的柠檬酸。梅子作为一种具有缓解疲劳效用的大众健康食品，已经有上千年的历史。

6 月 16—20 日期间被称为“梅子黄”。这一时期，梅子的颜色渐黄，日趋成熟，香味俱增，口感渐佳。近年来，受全球变暖的影响，梅子的成熟季也提前了。所以，本周正是采食梅子的好时候。通过食用梅子来补充当季的能量，可以使身体更好地顺应季节哦！

梅子的保存方法多种多样，如晒干、醋渍、糖醋渍、制果酱、盐制等。好吃又好做，省时又省力，赶快动手试试吧。

根据保存方法不同，梅子的保质期最长能达到 1 年以上。请按个人喜好，选择合适的保存方法。这样想吃的时候就可以随时拿出来尽情品尝啦。

是的，没错——梅子入口，疲劳赶走！

□________ □________ □________

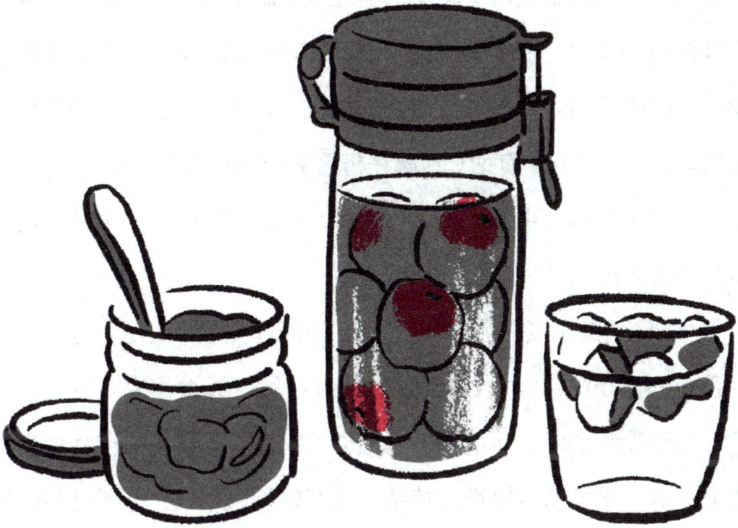

1. 首先将梅子冷冻。将冷冻的梅子与白砂糖、水放入锅中，点火。各食材用量比例为：梅子 100g，白砂糖（甜菜糖）100g，水 200mL。
2. 在水沸腾前调至小火，煮 10 分钟。
3. 煮好的梅子汁，可依个人口味兑苏打水、冷水或热水饮用。
把梅子连同梅子汁一起装入瓶中保存，或把梅子取出，制成果酱。

※ 封装之前，请用沸水将瓶体消毒。

提升注意力，助力工作与家务。

这一时期天气不稳定，人们容易心神不定、精神涣散。想要提升注意力，建议尝试以下动作：一边按压膻中穴，一边做深呼吸，将体内浊气排净。按压膻中穴可以刺激颅内激素——内啡肽的分泌。而内啡肽与人的愉悦情绪密切相关，它可以使心情变得轻松、愉快。按摩膻中穴，有助于缓解在梅雨季多发的忧郁情绪。

将双手食指、中指、无名指并拢，一边深呼吸，一边轻柔地按压膻中穴数次。

如果轻触膻中穴就会产生痛感，证明体内累积的压力过大，此时建议按摩10次左右，直到痛感得到缓解。通过按摩产生的内啡肽，会激发我们的正面情绪，比如会在脑海中浮现出自己功成名就的样子等。带着这种愉悦的情绪，继续轻按膻中穴，舒缓且持续地做深呼吸的动作，可以达到放松心情、提升注意力的效果。

建议将这一方法多用于工作、兴趣爱好和家务中，保证效率，放松心情。

本周“动计划”打卡

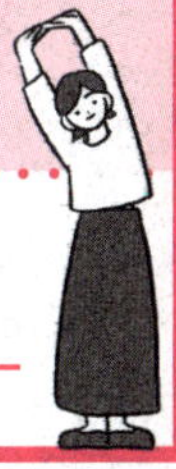

□ ______ □ ______ □ ______

有助于提升注意力的穴位

[膻中穴]
位于前正中线（贯通身体正中的直线）上，两乳头连线的中点。

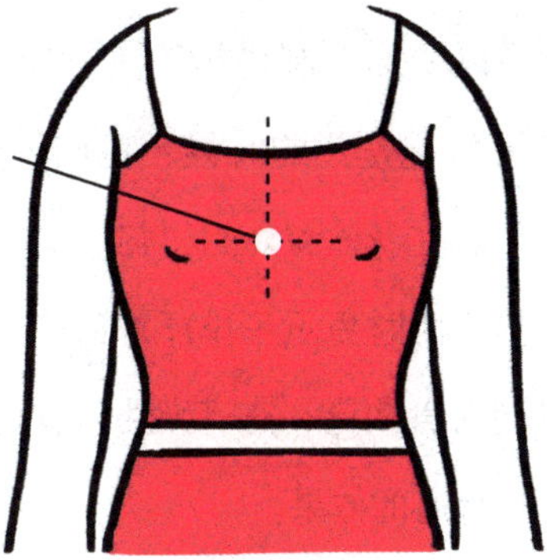

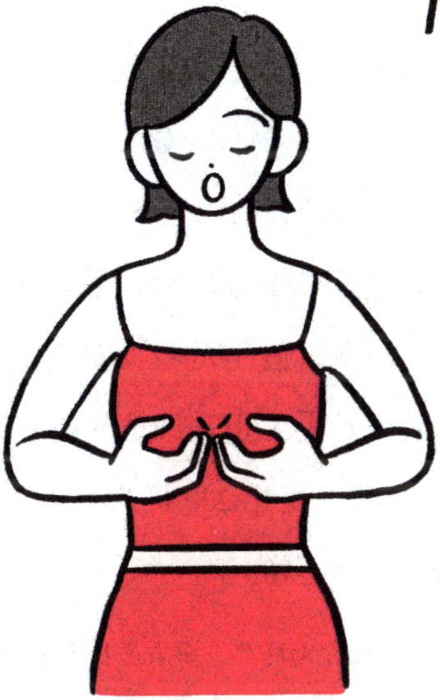

膻中穴有稳定情绪的功效，本周让我们围绕膻中穴“动”起来！

用热水澡来解暑，以“热”制“热”！

“物极必反”[1]体现在中医里，就是“阴阳消长”。按照这一原理，“热”到极致时就会转化为“寒”。夏季，我们可以运用这一方法来以“热”制“热”。

天气越是热的时候，我们越要冲热水澡、泡热水浴。这样一来，隐藏在身体深处的“热”会被疏导至体外，从而达到解暑的目的。热水浴时免不了排汗，请饮用温热的茶水来补水。温热的茶水可以使血管软化、充满弹性，有助于尽快排汗。而茶叶的苦味还有解暑、静心的效果。

也有一些不适合热水浴的时候，例如湿气过重的人在排汗后身体发凉的时候，以及梅雨季出现阴冷天气的时候。暑气不重的话，洗浴时水温不宜过高，以温水为好，或者改在白天洗浴。

夏至是一年中白天最长的一天，也是阳气最旺盛的一天。从这天起，阳气开始减弱，阴气开始增强。这一天，适合平淡、安然地度过。

盐，具备辟邪和杀菌的双重功效。夏至正是细菌繁殖的高峰期，入浴前，抓一把盐给浴盆消消毒吧（见第200页）。这样，除了保持身体的清洁、爽快，也有益于心情舒畅。

1　物极必反，指事物发展到极端，会向相反方向转化，出自《吕氏春秋·博志》。

□________ □________ □________

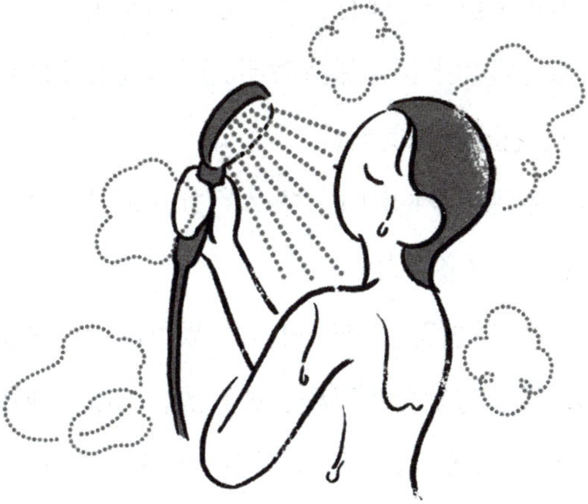

巧妙利用阴阳、寒热的原理
来调理身体，安然度夏。

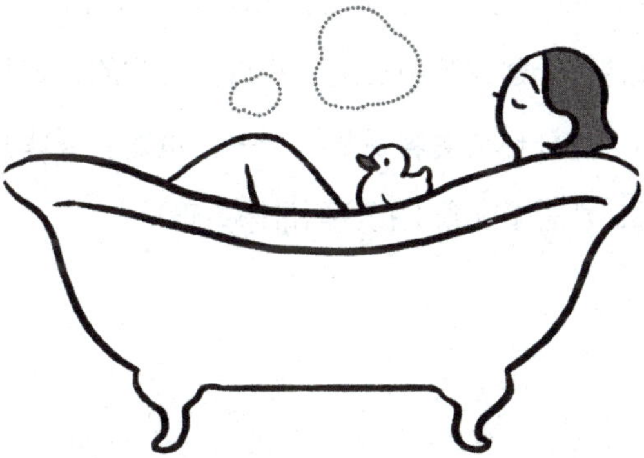

面带微笑，跑跳或舞蹈！

哈哈大笑也好，面带微笑也好，都有调理“心”的作用。即便在感觉疲惫时，也不要忘记嘴角上扬，保持微笑。因为人的表情与大脑是联动的。微笑，可以打造快乐的心情。

本周建议大家尝试“跑跳步”的动作。人体的 70% 都是水分，有节奏地活动可以给身体注入更多活力。

其实，人类 90% 以上的活动都是无意识的。如果可以使这些无意识的活动充满韵律感，活动起来会更轻松、更有效。所以，通过练习“跑跳步”动作，我们可以激活交感神经(使其处于主导状态)，提升身体活力，让自己变得更加积极、活跃。

这样说来，如果面带微笑地进行运动或舞蹈训练，效果应该很棒。现在，只要上网就能找到舞蹈、拳击操一类的“快乐健身”视频课程。建议从中挑选一些自己喜欢的、容易操作的视频，开始练习。这样你会更容易坚持下去，也能使身体充分地活动起来。练习时，别忘了嘴角上扬，面带微笑哦！

□ ________ □ ________ □ ________

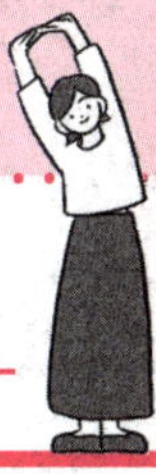

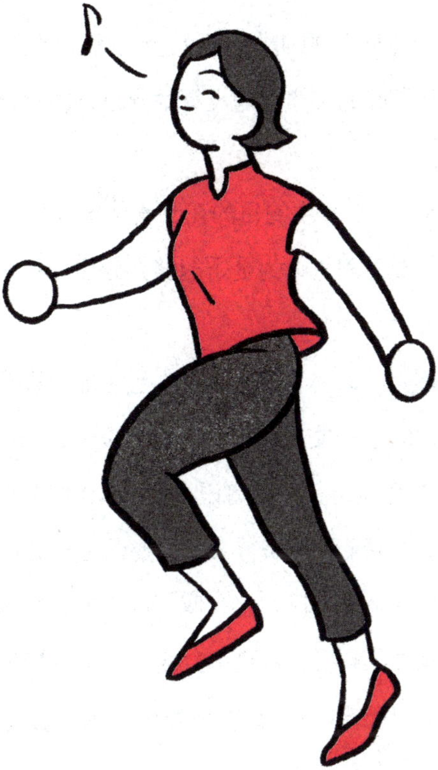

本周适合做一些简单的跑跳动作。如果想要增加花样，可以轻轻屈肘、加大弹跳力度。

左右脚张开，与肩同宽，交替着地，做“跑跳步”动作（即双脚交替着跳跃）。有余力的朋友可以加大步幅（双脚间距比肩更宽）。

如果经常叹气，请“复习”春季习惯。

这一时期经常叹气的朋友，很可能存在“养生不到位”的问题。也就是春季期间的健康管理没有做到位，由此导致身体未能顺应季节的变换。

前面我们讲过，“养生的目的在于安然度夏”。在春季期间，促进新陈代谢，提升阳气，为夏季能够充分活动打好基础，是中医式的健康养生法。

如果阳气不足，即便在初夏季节你也可能出现寒症。寒症恶化时，会影响到你的心经或肾经，从而引发腹胀、胸闷、经常叹气等症状[1]。当你感觉腹胀时，按摩商丘穴可以起到缓解作用。

现在开始，“补课”还来得及。只要保证充分的睡眠和运动，本周进入夏季模式还不算晚。经常叹气的朋友，复习一下春季的养生习惯吧（见第 58 页、第 60 页）！然后，请尽情地拥抱自然，沐浴阳光。明年春天，你一定要遵循养生法则，悠然自得地养精蓄锐，才能度过一个身心舒畅的夏天！

1　引自《黄帝内经·素问》第七篇《阴阳别论》：“二阴一阳发病，善胀、心满善气。”

本周“静计划”打卡

□________ □________ □________

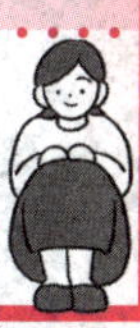

有助于调理肠胃的穴位

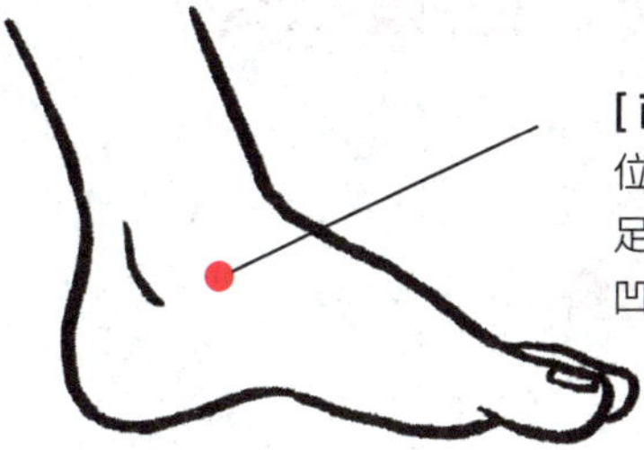

[商丘穴]

位于内踝与内踝斜下方的足舟骨（呈舟状）之间的凹陷处。

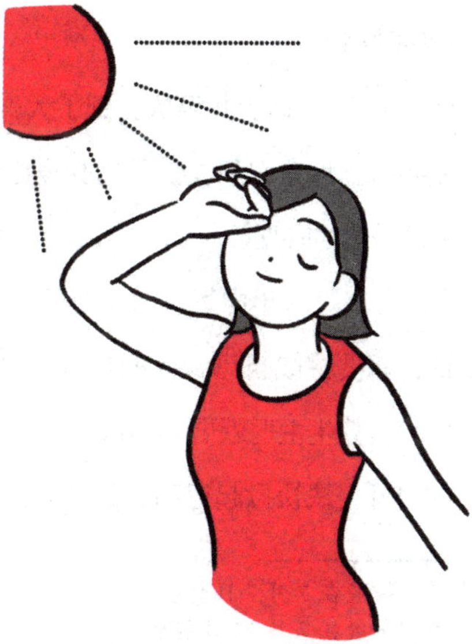

[复习春季养生习惯]

如果自觉身体缺少太阳的能量，哪怕 10 分钟也好，去沐浴朝阳吧！

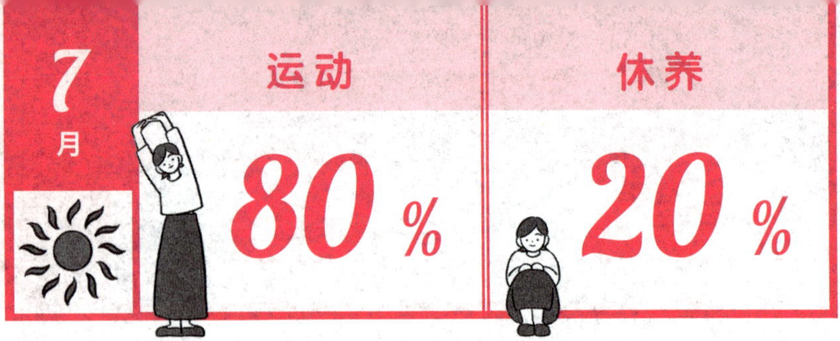

坚持活动，健康秋冬

◎在“动”养中调理身体

“暑”意为炎热，小暑[1]节气后，梅雨初晴，天气渐热，盛夏即将到来。阴阳之气交流愈发活跃，植物开始结果，人体此时依旧是阳气旺盛时期。

所谓大暑[2]，即炎热至极。到了大暑，就是名副其实的夏季了。我们需要清楚地意识到，自己的身体已经进入巅峰状态，正在经历一年中最鼎盛的时期。

7 月应该是一年中运动量（时间）和运动强度最大的时期。换句话说，想要挑战自己身体的极限，最好的时机就是 7 月。到了 8 月，我们的养生主题就要切换成“平和”了。为了达成本月“八分动”的目标，快快掀起运动的高潮吧！毕竟本月的“动”养质量，

---

1 小暑，一般在 7 月 7 日前后。
2 大暑，一般在 7 月 23 日前后。

决定了我们秋冬季节的健康状态。

本月的标准是，尽量保证每天都有一次户外运动。

本书所推荐的，都是既简单又有效的运动方法，请大家根据个人喜好任选，保证高质量的运动是本月的重中之重。本月可以从书中挑选任意月份的运动方法来实践。例如，坚持每天做广播体操（见第 64 页）就是可取的好习惯。

与此同时，还需要警惕热射病的发生。所以，这期间要避免长时间在烈日下活动，频繁补水有益于预防中暑和热射病。

8 月的“动”养习惯，主要围绕（不受炎热天气影响的）室内运动展开（见第 198 页、第 207 页、第 211 页）。如果本月中某天的天气不满足外出运动的条件，可以提前参考 8 月的“动”养习惯。

7 月的“动”养习惯，主要以运动以外的活动为主。请大家合理安排时间，在运动的间隙进行。

如果你的身体稍有不适时，建议坚持活动，因为这会促进体内“气”的运转，使身体情况好转。即便没有精神头儿，也要鼓励自己尽最大努力去活动，同时不遗余力地夸赞自己：“坚持活动的你，真的很棒！”

同时，请根据个人的身体情况，自由地调整运动量和运动强度。如果运动后的疲惫导致你失眠，就证明你运动过量了。反之，如果你运动后能安睡，说明现有的就是恰到好处的运动量。

在气温过高时运动，可能引发身体疲惫、困倦。因此，建议尽量选在早晨、傍晚、晚上去运动吧！如果晚上运动会失眠，就尽量将运动时间提前。当然了，早晨天气还没开始变热的时候，去运动是最理想的。另外，到海边、河边、游泳池玩水，也是令人愉快的安排哦！

随着近年来的气候变化，梅雨末期的大雨季有时会提前至7月。这本应是充分活动的月份，这种变化可能会导致很多人的活动量不达标，由此造成越来越多的人被健康问题困扰。天气不好或久雨不晴时，请及时关注天气预报，确定适合外出的日期，积极制订活动计划。就算不能外出活动，面朝太阳，在室内做一些蹦跳、走步的活动，想方设法让自己“动”起来。

总之，7月的使命就是：“充分活动，坚持到底！”“不想动也要动一动哦！”

◎警惕排汗过量的风险

“中庸”作为中医的基本思想，贯彻于其养生理念之中。夏季是养“心”（见第12页）的季节，把身体调理好，“心”的状态也会好转。反之，过度消耗身体，“心”也会受到损害。身体如何活动、休养，关系着“心”的机能被激活或被养护。

因此，虽然本月的使命是“动”，也要警惕排汗过量的风险。

排汗多的季节，身体容易缺水。中医有“汗血同源”[1]的说法，认为汗是“心之阴液”[2]。天气过热，排汗过量，会造成“心之阴液”不足，引发“心”的不适，出现心悸、头晕、焦虑、失眠、手心脚心出汗、盗汗、口干等症状。

长时间在炎热的户外活动时，请警惕排汗过量的风险，尤其注意勤补水、多休息。

当然了，只要不出现上述症状，适度的排汗是没问题的。在中国，自古就有这样的说法：夏季发汗，有益于去除体内多余的水分及积寒，改善寒性体质。

7 月，血流旺盛，血管充满弹性。其间，适合通过适度的运动，对“心”加以调理，控制精神状态，缓解心悸、头晕、焦虑等症状。对适度的把握可能需要一段时间的摸索，建议取“适度运动量中的最大值”哦。

1　中医认为，汗为津液所化，血与津液又同出一源，因此有“汗血同源”之说。
2　心之阴液，是对精、血、水、津、液等各种体液成分的通称。

夏季吃马肉，有益身体健康。

马肉不仅有补“心”的功效，还有助于安定精神、稳定血压与血流。由于马肉拥有高蛋白、低热量的特点，适合每天少量食用。生马肉佐以芝麻油、盐，与生姜、蒜泥搭配食用，可以补（在酷暑中衰弱的）肾气。在这种吃法中，食材的巧妙搭配实现了阴阳平衡。

生食马肉虽然可口，但会有引发胃肠不适的可能。介意生食的朋友，可以采取烤、炸等烹饪方法加工后食用。

马肉基本是瘦肉，且脂肪含量低，因此深受运动员和半素食者（semi-vegetarian）的欢迎。马肉不仅容易消化，还有强筋壮骨的作用。

此外，马肉还能够缓解腰痛、肌肉痛、关节痛的症状，并对面部皮肤严重发红、出汗量大、喉部异常干燥等症状也有疗效。

马肉既能安定心神，又能强筋壮骨。食用这样优质的保健食材，有助于我们打造一个活力四射的健康体魄。

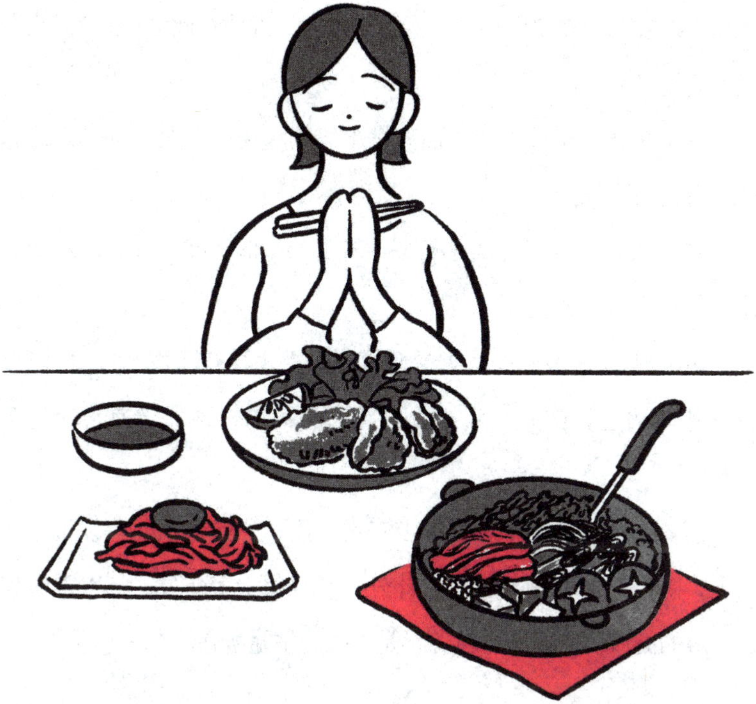

生食、火锅、炸肉饼……
马肉，是一种吃法多、缺点少，且拥有大量隐形粉丝的肉类食材。

湿头发需细心吹干。

“吹头发”看似事小，其实事关重大。我要在此强调：“湿头发需要及时吹干。”

特别是在夏季开了空调而充满冷气的环境中，湿头发带来的恶劣影响更加显著。

如果头发是湿的，头部容易受凉，“风邪”容易入侵，从而导致“首风”[1]的发生。

风的特点是多变的。如果患“首风”后不及时治疗，可能会引发其他病症。例如，头部受凉导致的头痛，颈部受凉导致的落枕等。

想要避免这类麻烦，就需要在洗发后，用吹风机将头发细心地吹干，防止头部、颈部受凉。此外，及时吹干湿头发，还有助于保持毛囊的健康。防患于未然，正是中医的精髓所在。

1　首风，别称头风，一词最早出现在《黄帝内经·素问》风论篇。它指浴后，头部受“风邪”影响而感到身体不适，多表现有头痛、多汗、眩晕等症状。这里的“首”包含头部、颈部。

□________ □________ □________

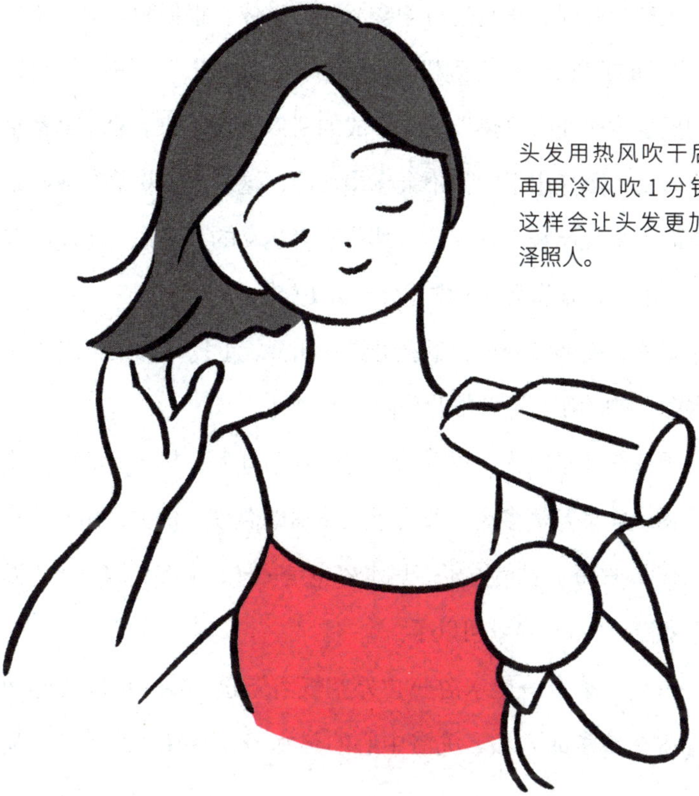

头发用热风吹干后，再用冷风吹 1 分钟，这样会让头发更加光泽照人。

到了夏天，洗发后选择自然风干的人越来越多。
别浪费了家里的吹风机，细心地把头发吹干吧！

蒸桑拿，出透汗，解暑降温。

天气炎热时，正是进行桑拿浴的好时候。根据阴阳消长（见第162页）的原则，“热”到极致时就会转化为“寒”。桑拿浴可以帮我们把身体深处由“热”转化而成的“寒”降下来。夏季蒸桑拿有一个好处：蒸完出来的你不会觉得很冷，这对不喜欢桑拿或桑拿初体验的人来说比较友好。而对那些不爱运动的人来说，比起在健身房汗如雨下，靠蒸桑拿来排汗会显得更轻松。

夏季，需要充分地让毛孔舒张、闭合。重复“蒸桑拿出汗＋泡热水浴”的动作，可以帮助我们达到目的。

不喜欢桑拿的人，可以从短时间体验开始，热水浴的时间也不必太长。桑拿要蒸多久，取决于桑拿房的温度。例如，90℃的桑拿房，待上5~10分钟就够了。热水浴也是一样，泡多久取决于水温。通常来说，1~3分钟就可以了。

重复“桑拿→热水浴→户外空气浴”这3步，可以短时间内实现多次桑拿的方法。洗浴中心的热水池、温泉，都可以为我们所用。

桑拿后，你的眼睛清亮了，你鼻子也通透了，真是令人神清气爽、一身轻松！

本周“动计划”打卡

☐________ ☐________ ☐________

桑拿房里，有人喘不上气来，有人不喜欢头热的感觉……此时，把毛巾罩在头上或戴上桑拿帽，会帮到你们。

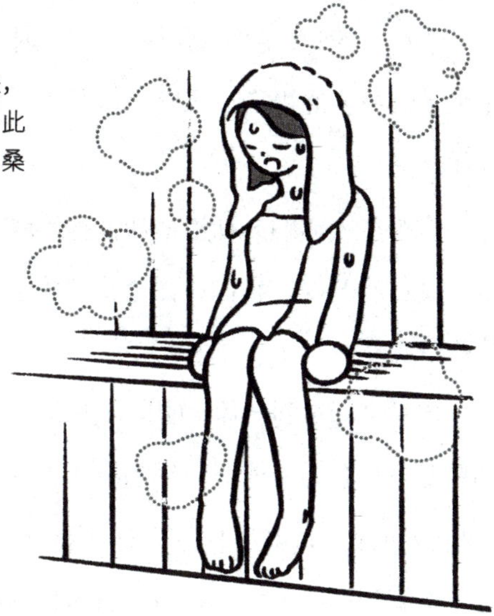

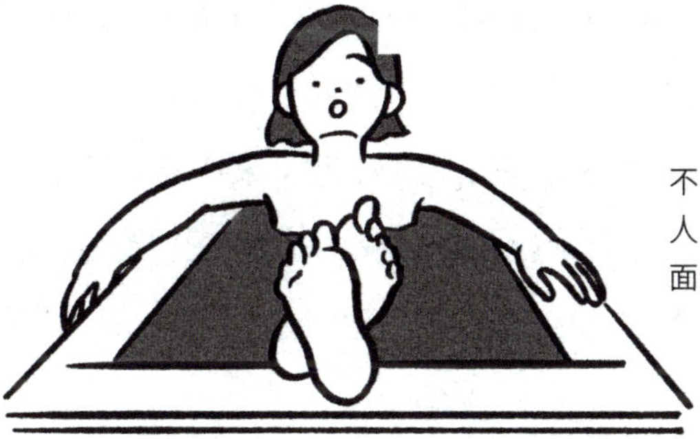

不喜欢泡热水浴的人，把手脚晾在外面会舒服很多。

※ 对有心脏病、高血压等病史的人来说，桑拿房是禁区。请注意洗浴中心的温馨提示（警告）。

立起骨盆，改善坐姿。

“静”养时，除去睡眠，大部分时间我们都是坐着的。那么问题来了，我们的坐姿正确吗？这样的坐姿能让我们的身体得到充分的休息吗？

夏季，人体的活动量增加，有效地“静”养身体就显得十分重要。疲惫的时候，我们往往会背靠椅子瘫坐，可这种坐姿会加重身体的疲惫。

要学会保持利于休息的良好坐姿，关键在于“骨盆微微前倾”。你只要背靠东西坐着，几乎都会“骨盆后倾”。此外，其他不良坐姿也会导致“骨盆后倾”。想要确认自己的坐姿是否正确，请参考上面解说图的方法，在背后骨盆处放一本厚书（如字典或面巾纸盒），来检验一下吧。

平时请选择偏硬的座椅。坐在椅子上时，采取双腿微张的姿势，更易于立起骨盆。坐在地板上或榻榻米上时，采取跪坐或盘腿的姿势，更易于立起骨盆。相比之下，盘腿比跪坐的姿势更有利于休息。

□________ □________ □________

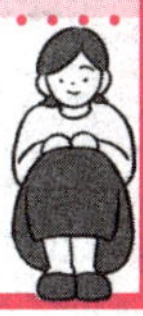

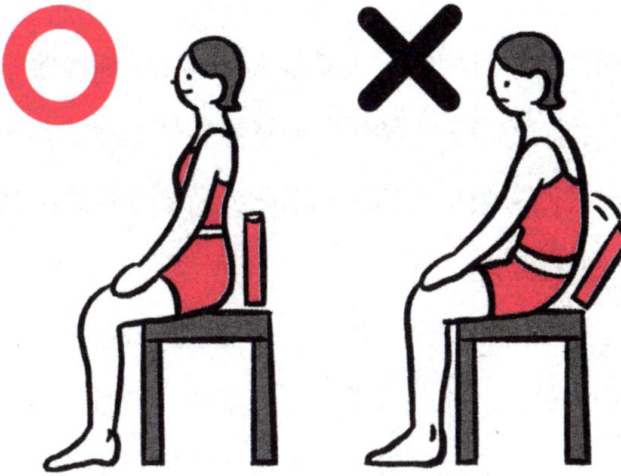

在背后立起一本厚书，如果书向自己倒或直立不动，证明目前坐姿没问题。

如果书向后倒，证明目前采取的是容易导致身体疲劳的坐姿。

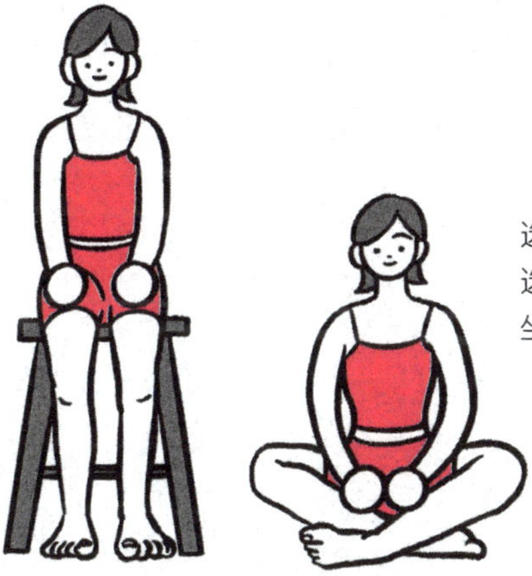

选择易于立起骨盆的座椅或坐姿。
选择偏硬的座椅，双腿微张。
坐在地板上时，推荐盘腿坐姿。

梅雨结束后，去海边游泳吧。

梅雨季时的日照时间短，大多数人对太阳能量吸收不足。梅雨季结束后，让我们去海边、湖边、游泳池尽情地沐浴阳光，把梅雨季落下的阳光补回来吧！人体在沐浴阳光后会生成维生素D，有益于强化骨骼、强身健体。

梅雨季结束后的大海风平浪静。对冲浪爱好者来说，或许大风大浪才是他们的最爱。而对于那些只想安全、舒适地享受海滨之旅的人来说，没有什么比风平浪静的大海更美好的了。从中医的角度来讲，在适合游泳的时节游泳，也是一种养生。朋友们，尽情享受夏日的海滨吧！

在八月前后，太平洋沿岸海域受台风影响，海水升温，风浪较大。同时随着海蜇、赤潮的出现，海水浴的旺季不得不宣告结束。下一个旺季会出现在水温较高的9月，这意味着台风过境后的9月十分适合海滨度假。

本周“动计划”打卡

□______ □______ □______

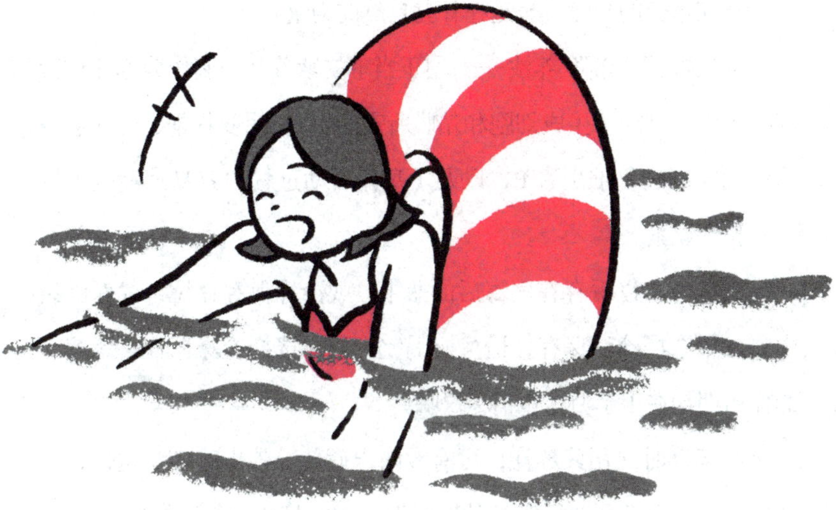

梅雨季结束后，晴好的天气会越来越多。这时候，一起去海滨度假，享受水上运动吧！

喝紫苏汁，打败暑气！

正值气温最高的时期，预防中暑的基本原则是“不要等到口渴再喝水”。夏季的补水工作，需要从清晨起床后的第一杯水开始。

补充水分的同时，也是在补充自然的力量。

本周推荐“静”养法——用正当季的紫苏叶来制作紫苏汁！紫苏叶富含丰富的（生成细胞和黏膜所需的）β-胡萝卜素、（促进身体活动能力的）维生素B，以及（身体活动过程中容易消耗的）钾元素和钙元素。

紫苏汁可以保存在消毒后的瓶中，或冷冻保存在拉链式保鲜袋中。如果选择冷藏保存，请尽快喝完。如果选择冷冻保存，紫苏汁的保质期约在1个月，也请尽快喝完。

在运动时饮用紫苏汁，可有效防止疲劳。外出时随身携带，可方便补水。它真可谓是“神仙饮料”！大家赶快动手制作吧。

☐________ ☐________ ☐________

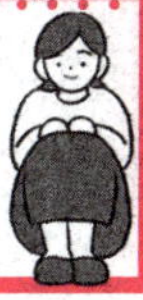

紫苏汁的制法

1

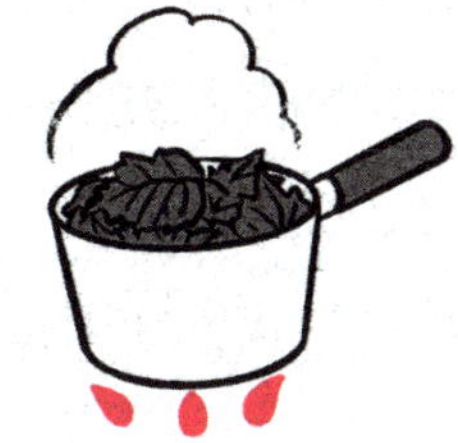

冷水烧至沸腾，将紫苏叶洗净、下锅，煮 5~10 分钟。热水与紫苏叶的比例为 1000mL ：200g 为宜。

2

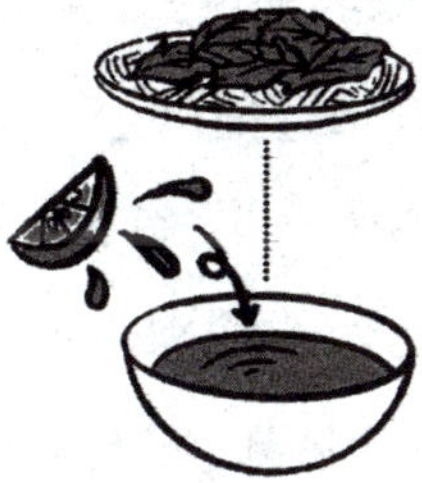

关火，待水冷却后，用笊篱或漏勺捞出紫苏叶。向 500mL 的紫苏汁中兑入（1 颗柠檬榨出的）柠檬汁，再根据个人喜好加入蜂蜜或砂糖进行调味。

3

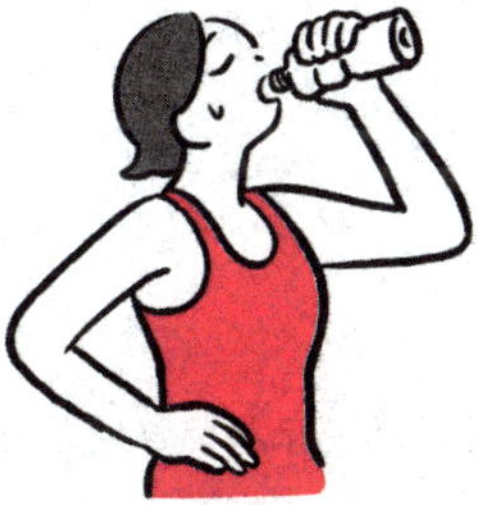

将紫苏汁保存至消毒后的瓶中。推荐你随身携带 1 瓶紫苏汁，最好是在 1 天内喝完。

全神贯注，进入"ZONE[1]"状态！

所谓的"ZONE"状态，可以理解为"得心应手""心无旁骛"的状态。想必每个人的童年时光中，都有一段玩得流连忘返的记忆。我想"ZONE"状态应该和那种感觉类似。

7月是身心充实的月份，进入"ZONE"状态的可能性较高。

一旦进入"ZONE"状态，你不仅会不知疲倦，还会有超乎寻常的表现。本周我们就以进入"ZONE"状态为目标，尽情地去做自己喜欢的事情吧！

这一时期，我们的身体活动起来非常轻松。如果能成功进入"ZONE"状态，请趁势振奋精神，尽情玩耍吧。

作为本周的"动"养法，建议选择一些已经熟练掌握的，能轻松完成的活动来实践，这样更容易进入"ZONE"状态。比如，像切菜这种节奏感强的机械性操作，或电脑打字这样的熟练工种，都可能因为进入"ZONE"状态而让你更加娴熟哦。

1 ZONE，指注意力非常集中，不受外界环境干扰，沉浸于自身活动的一种特殊意识状态。

本周“动计划”打卡

☐ ________ ☐ ________ ☐ ________

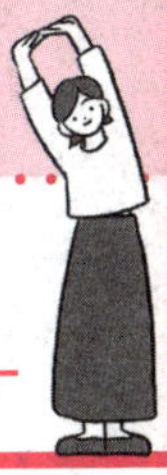

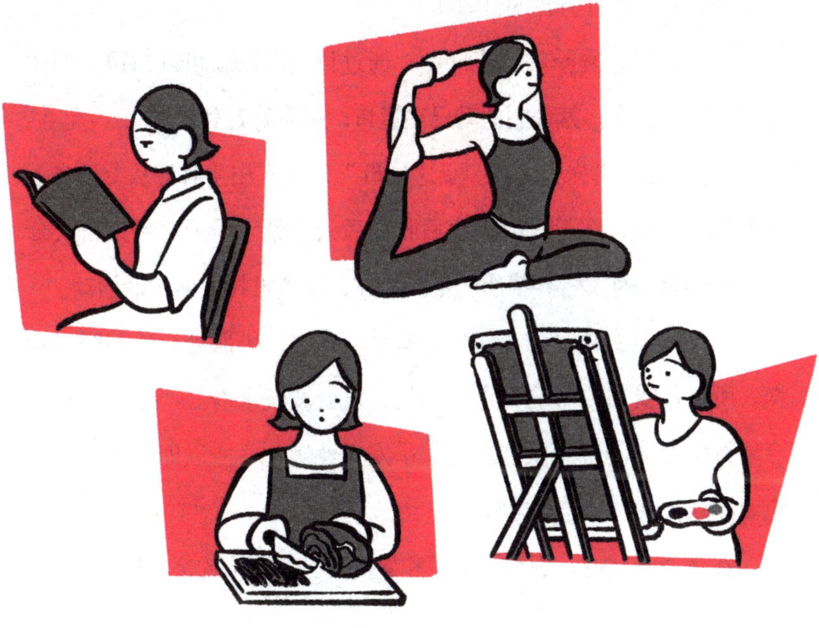

在一段特定的时间，全神贯注于自己喜欢的事情。
如果能够专注其中却不觉疲惫，就很有可能进入“ZONE”状态。
进入这样的状态后，你的生活往往会有一些意想不到的惊喜发生。

受伤时需保证休息。

到了 7 月的第 4 周，就要为迎接秋季做准备了。此时，正是消除夏季疲劳，休养身体的好时机。

一般来说，夏季的健康问题，通过日常活动就可以自愈。但如果身体因此受伤，就证明活动已经过量，需要好好休养。

中医认为，“先天之精，受之父母”。人在出生时会从父母身上获得先天之精，在第一次进食后收获后天之精。后天之精来自饮食的营养物质，有了营养物质的不断补充，才能维持人体生命活动。

然而一旦身体受伤，伤处会有精气外泄，肿胀处会出现阴阳失衡。所以，受伤的影响不止在伤处，还会波及全身。严重时，甚至会导致整个人的健康状态恶化，引发慢性病症，所以即使是小伤，也要注意休息，静心休养哦。

在休养身体时，别忘了认可和褒奖自己在夏天的努力！

本周“静计划”打卡

□________ □________ □________

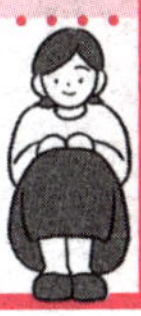

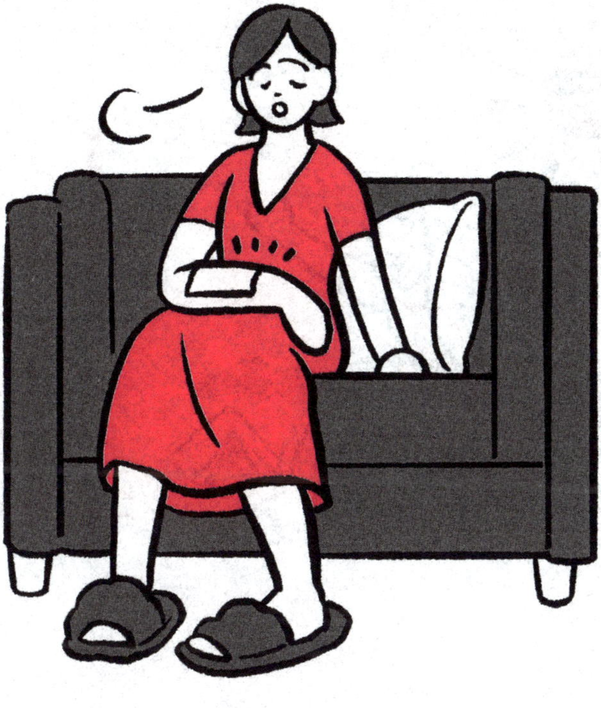

夏季适合活动，但不宜过量。
想要避免健康问题，还是需要好好休养身体！

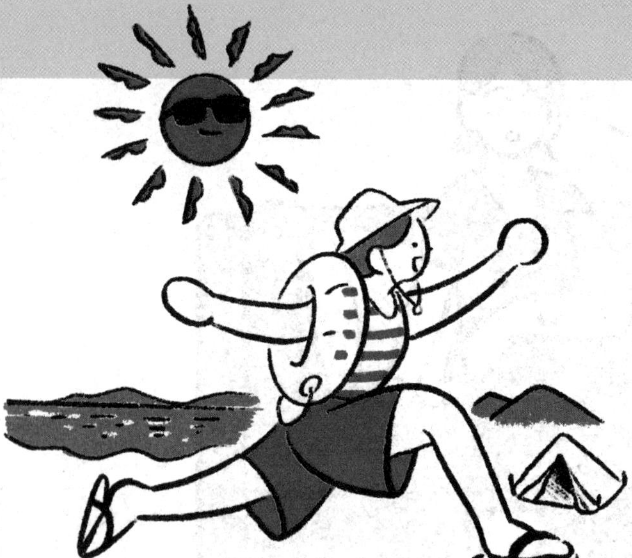

长夏

第 4 章

夏倦、秋乏的预防与对策

夏倦、秋乏的预防与对策

“动”得舒缓，“静”得充分

中医提出的“第五季”——长夏

所谓长夏，原本指的是夏秋之际（6月中旬到9月中旬）高温、多湿的雨季。

通常来说，立秋[1]过后，一早一晚已经能感受到丝丝凉意了。这时的湿气逐渐减弱，人们应该在这一时期开启秋季养生模式。如果出现台风或久雨，就按照长夏的养生法应对即可。

然而近年来，气候开始呈现亚热带或热带气候的特点。8月仍然多见极度高温、多湿的天气。很多人因此身心不适，饱受困扰。长夏可能绵延至秋分[2]过后，甚至到了10月还有高温、多湿天气出现。

本书把8月作为长夏，在考虑异常气候的基础上，推荐一些应对长夏的动静养生习惯。另外，在第4章中的9月如何养生部分，我也会向大家介绍一些应对长夏的养生习惯。

1　立秋，一般在8月7日前后。
2　秋分，一般在9月23日前后。

预防夏倦、秋乏，需要健脾

夏至后，无论气温高低，日照时间都会逐渐缩短。长夏期间，我们身体的新陈代谢会开始降低。同时由于湿气的存在，“阴”占据上风，人的身体开始由“阳”转“阴”。

中医所讲的“湿邪”，指的就是湿气对人身心的不良影响（见第19页）。长夏期间，湿气可能会导致身体出现脾失健运[1]的症状，所以在这期间，我们需要特别重视“脾”的调理。“脾”主要负责人体的消化、吸收，负责生成和运送从饮食中获取的能量（即“后天之精”或“水谷精微”）。

脾失健运，会导致全身倦怠、手脚无力、腹部不畅、腹泻、打嗝、食量减少、食欲减退、身体发沉等症状。这些都是“夏倦、秋乏”的症状。这一时期多见的阴沉天气，会直接影响人的健康状态。“天人合一”思想（见第7页）认为，气候与人体遵循着同样的规则、韵律。因此，关注和顺应气候，有益于改善我们的健康状态。

---

1 脾失健运，是中医脏腑辨证的病机名称，指因饮食不节，或情志失调，或他病日久，损伤脾胃，使脾脏运化功能失常。

由此可见，保证“脾”的健康，排出体内湿气，避免身体吸入更多湿气，就是长夏时期的养生要点。

长夏养生，从饮食入手，效果会十分显著。长夏在五行分类中属“土”（见第12页）。根据这种说法，食用“土”中培育的食物，就能获取“土”的能量。借助“土”的能量，调和“胃”气，有助于我们更好地吸收饮食中的能量，排出体内湿气。

“土”中培育的食物，有红薯、山药、玉米、南瓜等黄色食物，还有芋头、萝卜、大蒜等根菜类蔬菜。这些食物都有一个共同特点：细细咀嚼后，会有回甘。需要注意的是，蔗糖产自南方炎热地区，具有寒性。夏季食用白砂糖有助于降温解暑，适合体热的人，但长夏期间不建议食用。而“甜菜糖”则产自北方寒冷地区，具有暖和身体的特性，适合长夏期间食用。

长夏期间需要控制摄入的还有冷饮、冷冻食品等，特别是冷饮和油脂类食物的组合，会让油脂长时间滞留在胃肠中。很显然，这会给消化、吸收带来极大的影响：导致胃肠负担加重，健康情况恶化。

沙拉、果蔬汁等虽然看起来对健康有益，却并不适合在长夏食（饮）用。因为夏季蔬菜属于寒凉食物，具有给身体降温的作用（见第142页）。而生食也具有寒性，会使身体向“阴”转化，增加体内湿气。所以，食用以上这些食物，都对“脾”不利。

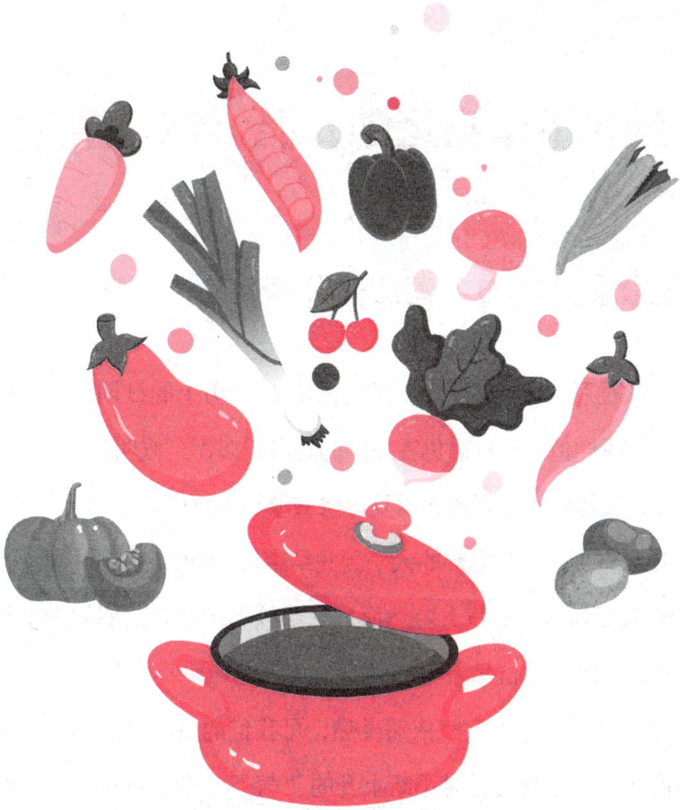

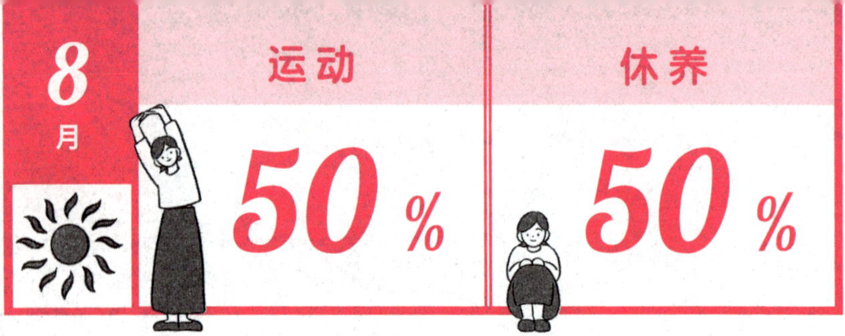

强化下半身运动，促进体内循环

◎切忌透支精力，有意休养身体

立秋过后，酷热的天气仍在继续，但日历上的日期显示已经是秋天了。我们把立秋过后仍在持续的高温、多湿气候叫作“长夏”。近年来，长夏开始出现流连反复、愈演愈烈的倾向。

处暑[1]，原意指“酷热的天气到此结束”。此时，你在一早一晚，已经能感受到初秋的气息。然而，受台风季影响，这期间大多数白天，我们仍需要对抗酷暑。

这一时期，虽然天气依然炎热，可我们的身体已经悄然切换成秋季模式了。春夏交替时不断上升的“气”，在立秋过后会开始不断下沉。同时，随着日照时间变短，我们身体的新陈代谢则开始下降。这意味着人的自我修复力也在下降，此时预防夏倦、秋乏，非常必要。

1　处暑，一般在 8 月 23 日前后。

另一方面，天气越热，基础代谢就越高，身体就会消耗越多的能量。因此，气温变化可能导致精力的过度消耗。本月的“动”养习惯，如果能保证每天完成1次的频率，其他的运动不做也无妨。与之前以“动”养为主的夏季养生不同，立秋之后需要有意以“静”养为主了。“动”养与“静”养的比例骤然变化，一开始可能引发身体不适，但我们只要能保证动静比例持平就好。

◎充分活动下半身，运动至微微出汗即可

本月，建议侧重下半身的运动。因为长夏期间，“气”向脚下流动，所以有意活动下半身，会促进体内“气”的运行。让我们运用在夏季锻炼得来的肌肉力量，助力身体的内循环吧！

小腿肚子被称为人的“第二心脏”。腿部距离心脏较远，血液需要克服重力作用返回心脏。因此充分活动小腿，激活其“血管泵”的作用，身体也会变得轻松。

从夏季开始到7月末，我们奉行的都是“通过运动大量排汗”的原则，但是从8月开始，建议运动到微微出汗的程度即可。当然，出汗对体温调节来说十分关键，但排汗过量，容易导致身体倦怠、乏力，因此请进行舒缓的运动。

◎“胃肠娇弱星人”请食用加热食物

夏季，人们食用生冷食物的机会增多，容易导致胃肠寒凉，影响消化吸收。因此，要控制生冷食物的摄入，建议生食加热后食用。中国自古以来就没有生食的习惯，一般都会将食物、饮品加热处理，一为杀菌，二为促进消化吸收。

所谓消化，就是食物或饮品入口后，经过食道、胃、小肠，被逐步分解成为营养素的过程。营养素主要被小肠吸收，食物中的水分（水和钠离子）主要被大肠吸收。接下来为大家介绍几种促进消化、吸收的方法。

第一，制作和食用温热、黏稠的汤汁（见第212页）。

第二，烹饪时，用醋来佐味。

第三，如果没有充足的时间进行烹饪，或本身就喜欢沙拉的朋友，建议把蔬菜放入微波炉中加热1~2分钟再吃。短时间加热食材，依然可以保留蔬菜清脆的口感。

水果在气温偏高的东南亚地区广受欢迎，具有降温、解暑的作用。即便如此，无论多好吃的水果，也要根据身体情况适量食用。毕竟水果和生食一样，都会给胃肠增加负担。想要改善胃肠的消化、吸收，水果也尽量要加热食用。“烤香蕉”就是一个例子，香蕉在加热后口感会发生变化，但依然十分美味。让我们一起享受这种美妙的变化吧。

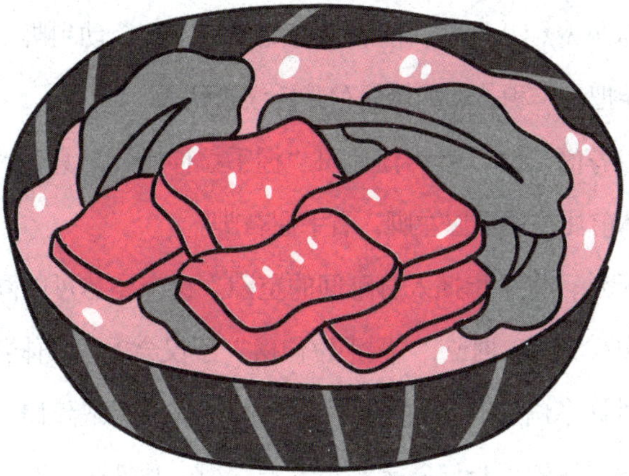

"握手拉伸操"，促进精气运行。

本周正值从夏季向长夏、秋季转换的时节，是血管活跃的时期。

刺激八风穴和八邪穴，能够促使能量从手部流动到脚部。这样一来，就能把夏季积蓄的能量保存并延续到秋天。

本周推荐的"动"养习惯，叫"握手拉伸操"。具体动作是：盘腿，身体前屈，左手握左脚，右手握右脚。

如图所示，将手指插入脚趾间的空隙。这个姿势可以同时刺激到八风穴和八邪穴。据说，"握手拉伸操"不仅会促进身体各关节的活动，还对许多病症有疗效。例如，对神经痛、睡眠障碍、头痛、麻木、风湿引发的手指僵硬等都有改善作用，并且还有助于调整自主神经，预防脑血管障碍。

"握手拉伸操"好处多多，值得一试。

□________ □________ □________

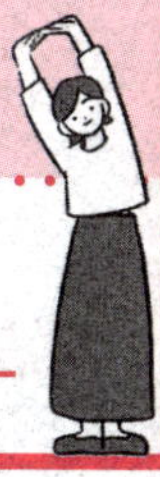

有助于改善“气”的运行的穴位

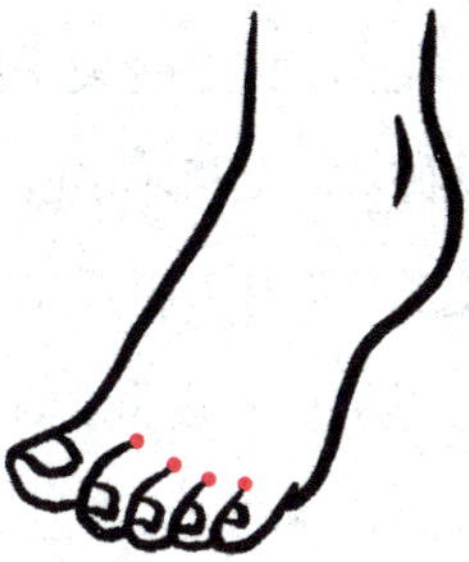

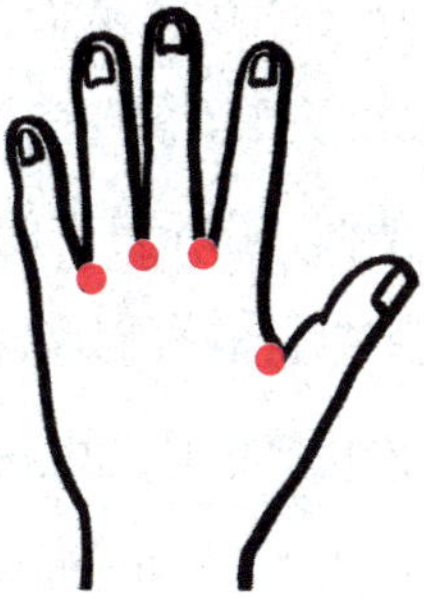

[八风穴]
位于脚背，五趾间的趾蹼处。
左、右脚各 4 穴，共 8 穴。

[八邪穴]
位于手背，五指间的指蹼处。
左、右手各 4 穴，共 8 穴。

握手拉伸操

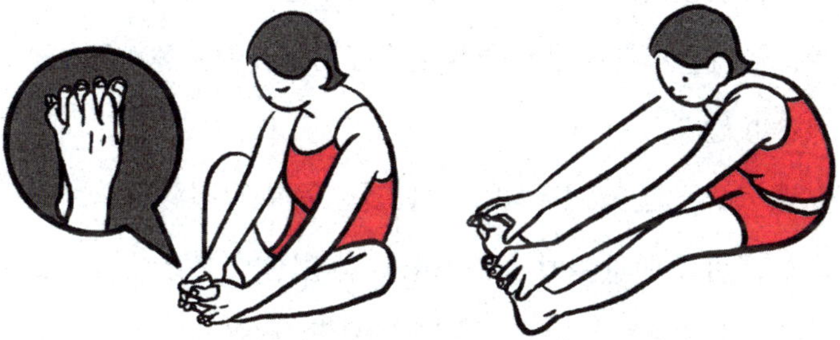

手指与脚趾相互“握手”的拉伸操。
身体僵硬、“气”的运行较差的人，很难完成这一动作。
动作顺序：盘腿→身体前屈→转动脚踝。

挑战盐浴，改善睡眠。

夏季的巅峰状态过后，人的免疫力也开始逐渐减弱（见第216~217页）。想要增强免疫力，首先要保证睡眠时间比夏季更长。

然而，由于夏季的余热，“气”仍然旺盛。如果不能收敛旺盛的“气”，就会影响睡眠质量。盗汗频发、不易入睡、起夜次数多等症状严重时，盐浴就能大显身手了。盐浴的做法非常简单，向浴盆中投入10~40g的大粒盐，正常泡浴即可。初次盐浴时，可以从10g盐开始，适应后逐渐加量即可。

盐的发汗作用不仅有助于人体排毒，把囤积在体内多余的“热”排出体外，还有助眠的作用。坚持1周，你就可以收获可喜的效果。

夏季，很多人因为气候炎热，免去了泡浴，仅简单淋浴一下。我认为，坚持全年泡浴是一个养生的好习惯。但身体健康的人，夏季不泡浴也无妨。

在湿气导致健康问题频出的长夏，简单的泡浴也是十分有益的。泡浴，可以促进身体新陈代谢，排出体内多余水分。高温天气，建议把水温提高至42℃，进行短时间的泡浴。

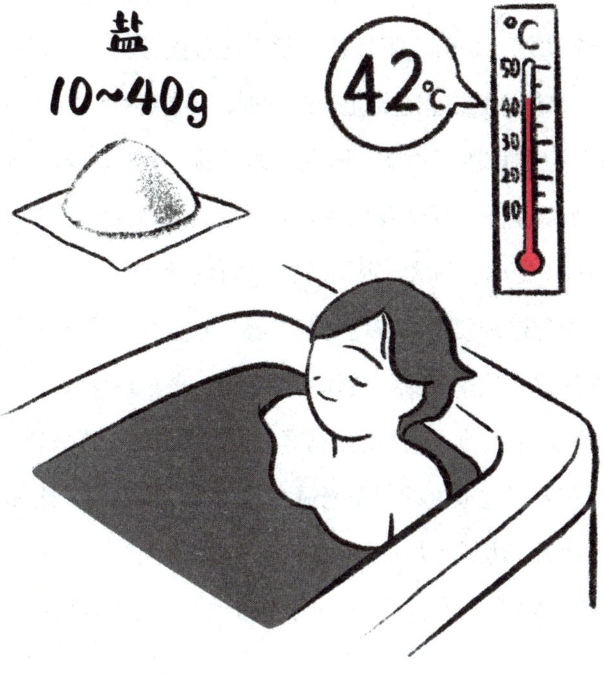

湿气重的人，皮肤容易出现小红点、小疙瘩。这种时候就让盐来帮忙吧！利用盐的杀菌作用，来调整肌肤状态。
盐浴可以防止身体的常驻菌群失调，有效预防传染病。

深呼一口气，平心又静气。

“春夏养阳，秋冬养阴”[1] 是中医学的基本理念之一。长夏处于春夏与秋冬之间，是由“阳”转“阴”的过渡时期。

5—7 月是身心状态逐渐上升的时期，要是继续保持这一上升势头，“气”会一直居高不下。所以，如果到了 8 月，身心仍处于活跃状态，那就是身体提醒我们注意的信号。因为身体与精神状态俱佳，情绪过于饱满、高涨，很可能加重身体的疲惫。

想要避免这种疲惫，首先要把“心”切换到秋季模式，随后身体也会逐渐进入秋季模式。具体的做法是，做事前深呼一口气，再平心静气地开始行动。呼气时，请努力把肺部气体全部清空。

本月需要通过适度的忍耐来避免精力的过度消耗，比如有意地减少外出计划，达到 7 月外出频次的一半就好。

“自律的我真了不起！”——夸赞自己，也是应对长夏的良方。

1　春夏养阳，秋冬养阴，出自《黄帝内经·素问》四气调神大论篇。

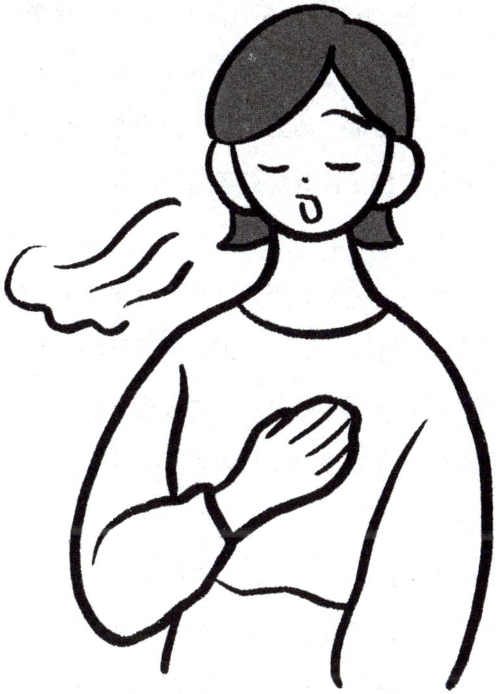

深呼一口气……在我们自以为清空肺部所有空气时，大约还有1~1.5L的空气残存在肺部。

情绪不畅时，仅仅深呼一口气可能效果不明显，不妨多次大口地呼气吧！先调整好情绪，再踏踏实实做事。

用豆类、玉米、牛蒡为身体除湿。

近年来，受异常气候影响，8 月偶尔还有雨量骤增的天气出现。台风和降雨天气持续时，“水”更容易滞留在体内。所以这一时期，人容易发胖，或很难减重，甚至还有人因为湿气重，出现神经痛、腰痛、颈部疼痛等症状。针对这一问题，我向大家推荐一些排湿食材，如豆类、玉米、牛蒡等。

豆类不仅能排湿，还是高蛋白食材。这里提供一种豆类的简单做法：将大量毛豆煮熟后冷冻，以便解冻就可食用。

生玉米剥开后，可用于炒菜或和咖喱搭配食用。玉米稍稍加热后，色香味俱全的美食就出锅了！看看，多花一点心思，就能享受应季的味道与色彩哦。

牛蒡的排毒能力最强，还有益于“肾（见第 16 页）”。食用牛蒡有助于我们在这一时节打造一个“耐热”的强健体魄。牛蒡的做法多种多样，比如和鸡肉、鲑鱼一起做成焖饭，用“和风出汁”[1]炖煮，与豆浆或大酱汤搭配熬成浓汤。如果您觉得切菜麻烦的话，还可以把牛蒡切成菱形块和牛肉一起炖煮。其中，还可以加入大量生姜，因为生姜不仅有温热身体的效果，还会让美味指数翻倍哦！

1　和风出汁，指的是用海带、木鱼等煮出的，作汤料用的汤汁。

□______ □______ □______

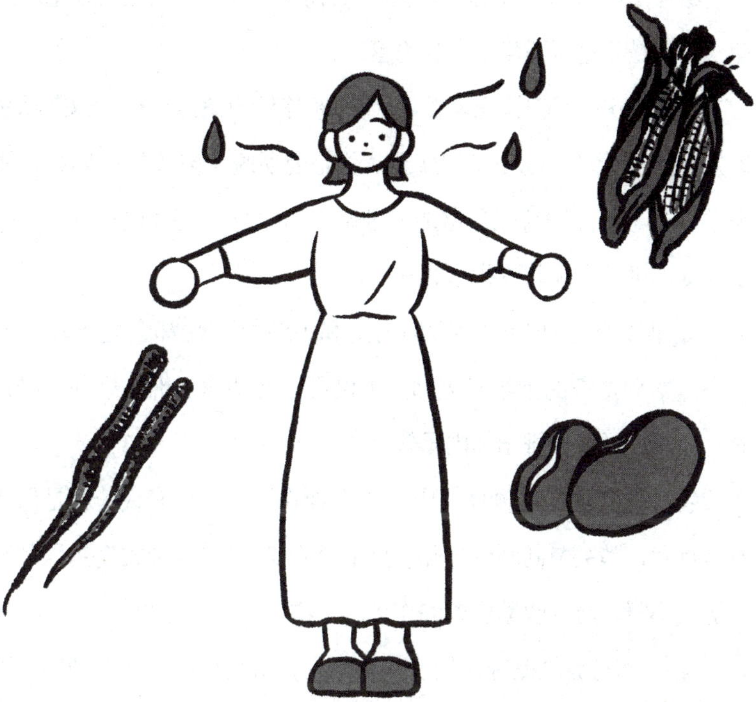

想要给身体除湿，有两个关键词：一是利尿，
二是调理肠胃。
让我们借用食物的力量来“排毒”吧！

适合室内练习的下半身运动。

8 月、9 月，天气的炎热程度可想而知。这一时期适合在室内运动，特别是要进行强化下半身的运动。

受湿气和低气压的影响，人体的新陈代谢骤然降低，越来越多的人会有不想动、动不了的疲惫感。想要摆脱“夏倦”的困扰，快来进行下半身的锻炼吧！这能促进瘀积的“气”在体内运行，在一定程度上维持身体新陈代谢的水平。

如果夏季运动到位，肌肉力量和关节柔韧性都会处于较好的状态。本周推荐的下半身运动，不仅可以帮助我们维持这种良好状态，还有助于我们排出体内湿气。

首先推荐的是瑜伽体式中的“女神式”。具体来说，就是保持身体直立，髋关节向两侧打开，呈下蹲的姿势。“女神式”可以刺激大腿、小腿，起到收紧肌肉的作用。

第二个就是“提臀操”。简单来说，就是仰卧提臀的动作。这个动作可以帮助我们收紧屁股附近和大腿、背部的肌肉。

本周“动计划”打卡

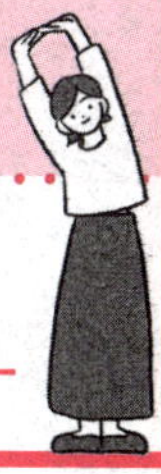

□______ □______ □______

女神式

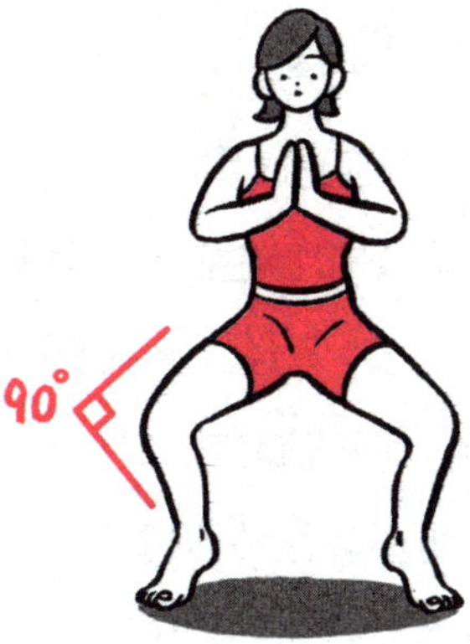

1 双手合十，置于胸前。双脚打开，比肩稍宽，脚尖稍向外偏。

2 大口呼气，屈膝至 90°，保持双手合十。

3 保持步骤 2 的体式，深呼吸 3~5 次。如果体力允许，同时轻抬脚跟，坚持 5~10 秒。

提臀操

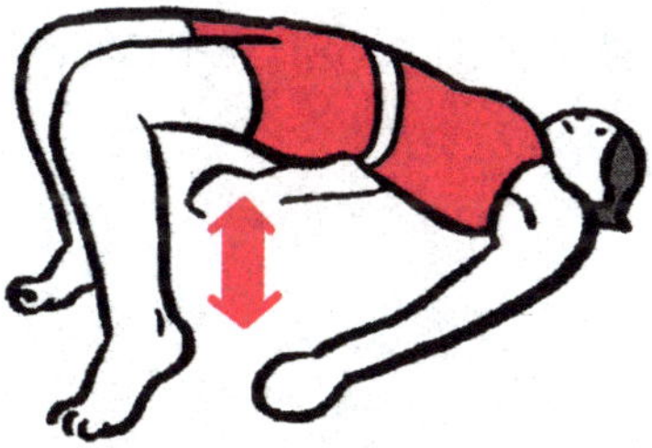

1 仰卧，屈膝，使脚跟位于膝盖下方，双手轻轻放在身体两侧。

2 一边呼气，一边用手脚撑住地面，抬起骨盆，坚持 10 秒以上，直到不能顺利呼气。

3 一边大口吸气，一边将骨盆落回地面。

4 重复以上动作 10~30 次，其间注意把握呼吸的节奏。

按揉胫骨，应对腹部不适。

针对长夏带来的身体不适，我已经陆续介绍了一些缓解对策。但还有一部分人在长夏期间容易出现浮肿、腹部不适、四肢乏力，以及不能活动的症状。

建议有上述症状的朋友，以足三里穴为中心，按摩足阳明胃经。足阳明胃经位于小腿外侧，这一部位不管是僵直发硬还是绵软无力，都是不健康的信号。

当小腿浮肿情况严重，患部的皮肤会像鱼肚子一般光滑、发亮，看上去似乎达到了“抚平皮肤细纹”的效果，但这可不是件好事！正相反，这是在提醒我们应该立即采取养护措施。在此，向大家推荐一个消除浮肿的有效方法——拍打足阳明胃经的丰隆穴[1]。

其实，如果我们能在大寒到立春期间，充分按摩这些穴位的话，那么无论是长夏还是换季，梅雨还是台风，我们都能健康且安然地度过。这也正是中医的玄妙之处吧。

1　丰隆穴，属足阳明胃经，在小腿外侧，外踝尖上8寸，胫骨前肌的外缘。

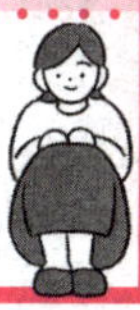

□________ □________ □________

有助于缓解腹胀等腹部不适的穴位

[丰隆穴]
位于小腿外侧，外踝尖上 8 寸（胫骨正中心偏上 1 拇指）。※8 寸 =“4 指（食指到小指）X2+3 指（食指到无名指）X1”的长度。

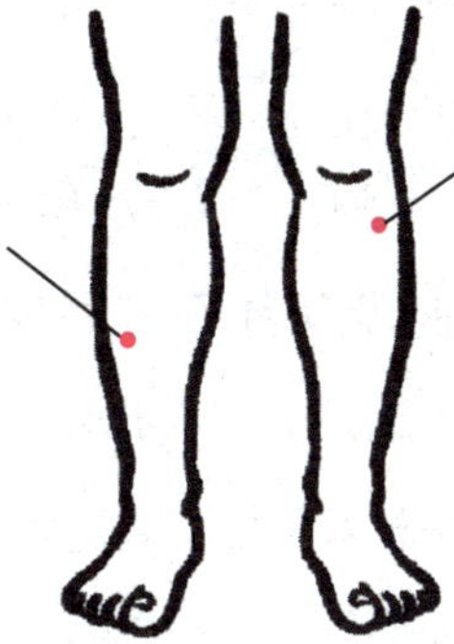

[足三里穴]
位于小腿外侧，膝盖骨外侧凹陷向下约 4 指（食物到小指）处。

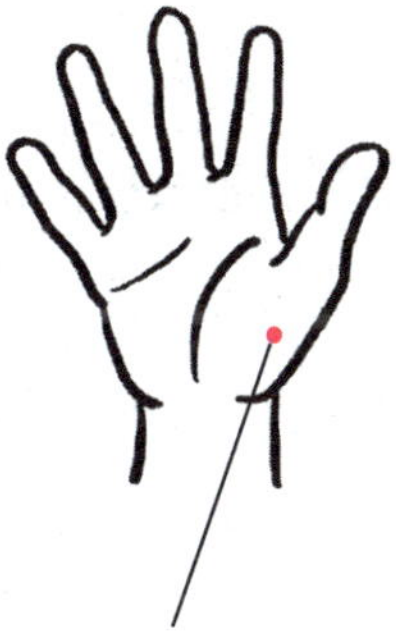

[鱼际穴]
手掌桡侧，第一掌骨桡侧中点赤白肉际处。
按摩腿部时，关键在于充分按摩鱼际穴。

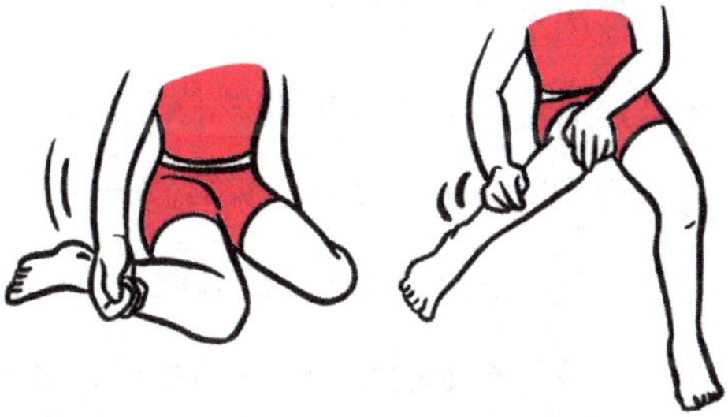

1 如图所示，双腿朝外坐下。轻轻握拳，用小指一侧由上至下轻轻敲打胫骨，约 10 次。敲打过程中请注意重点敲打足三里穴、丰隆穴的位置。一侧结束后敲打另一侧。

2 用手掌（特别是鱼际穴部位）由下至上按揉胫骨。一侧结束后按揉另一侧。

弓步走、跨步走，一早一晚轻松走。

本周的“动”养习惯，我推荐两种“走”法。请大家在早晚凉爽的时间里轻松练习。

首先是“弓步”动作。弓步动作不挑场地，在室内练习很方便，在户外练习会使心情更舒畅。“弓步走”动作，就是一边做弓步动作，一边前进的锻炼方法。弓步动作，需要原地换腿，更耗费体力。而弓步走的动作相对轻松，通过多次重复也可以达到运动量。请根据体力、场地和天气选择合适的动作。这两个动作的共通点在于，都需要有意识地将身体朝向正前方。

其次是“跨步走”动作。有一种“怪物抓人”的游戏。游戏规则是，负责抓人的怪物喊“停”之后走10步，碰到谁，谁就是新的怪物。游戏中的怪物，只有跨步走，才能走得更远，更容易抓到人。现在，一边想象游戏的画面，一边迈开腿跨上10步吧！

一步一步地慢慢走，尽自己最大努力就好。

8月第3周（见第207页）运动需要的运动场地可以随意选择。精力充沛的人可以实践两个动作。当然，要选在凉爽的时段，适量运动。

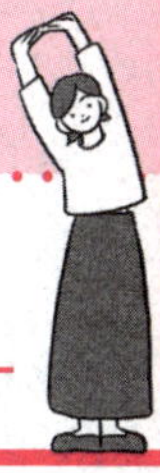

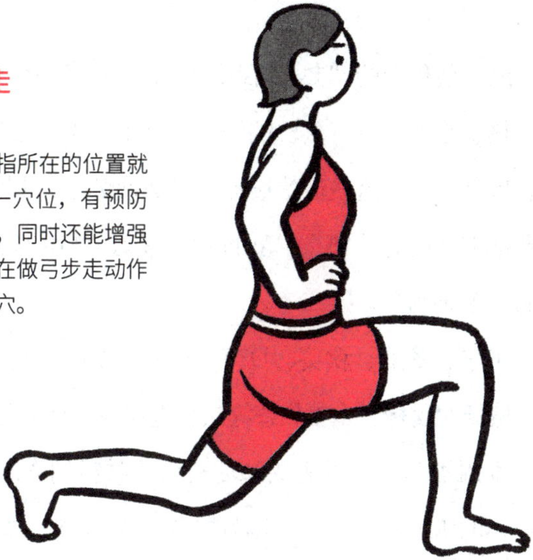

弓步走

如图所示，腰间大拇指所在的位置就是“志室穴”[1]。这一穴位，有预防生理痛、腰痛的效果，同时还能增强身体柔韧性。因此，在做弓步走动作时，请同时按压志室穴。

1. 张开双脚，与肩同宽，脚尖朝前。请保持骨盆的位置左右对称。
2. 挺胸，叉腰。
3. 小腹用力，径直向前迈步，按照先脚跟、后脚尖的顺序着地。伸出的膝盖要位于脚跟的正上方，大腿与地面平行。上半身（头部、背部、臀部）保持直立，（像被一根线吊起来一样）有意识地向上伸展。
4. 前脚向后收，并拢双腿，返回起始位置。
5. 左右脚交替进行，重复以上动作。

1　志室穴，在腰区，第 2 腰椎棘突下，后正中线旁开 3 寸处。

“解暑汤”的制作和饮用。

酷暑使体内的“热”不断囤积，会引发多种病症，如面部或手脚发热、心烦气躁、头昏脑涨等，严重时可能会导致浑身无力、疲劳感挥之不去。这些症状被称为“热疲劳”。想要缓解热疲劳，就需要排出体内的“热”。我推荐大家动手制作以蔬菜、牛奶为原材料的“解暑汤”。

玉米、冬瓜、秋葵、豆浆、酸奶、奶酪等具有解暑功效，都是适合做汤的食材。生姜热茶等饮品也对解暑有帮助。

本周推荐食用以罐头和淀粉为原材料制作的简易版玉米汤。1个小罐的玉米汤料罐头，刚好是3个人的量，如果只是1个人吃，则可以分成3顿食用。

淀粉可以增添汤汁顺滑的口感，但汤汁冷藏后容易出现白色沉淀，因此建议尽快吃完，若有剩余的请保存到冰箱。

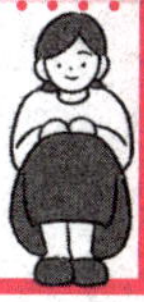

□________ □________ □________

用淀粉制作方便的玉米汤

材料（3 人份）

玉米汤料罐头……………………1 个（180g 的小罐装）
鸡骨汤粉…………………………1 大勺
清水………………………………600mL
淀粉………………………………15g（用两大勺清水调好备用）
鸡蛋………………………………1 个（2 只小鸡蛋也可，搅成蛋液后备用）
枸杞子……………………………适量（用水泡发后备用）
荷兰芹……………………………适量

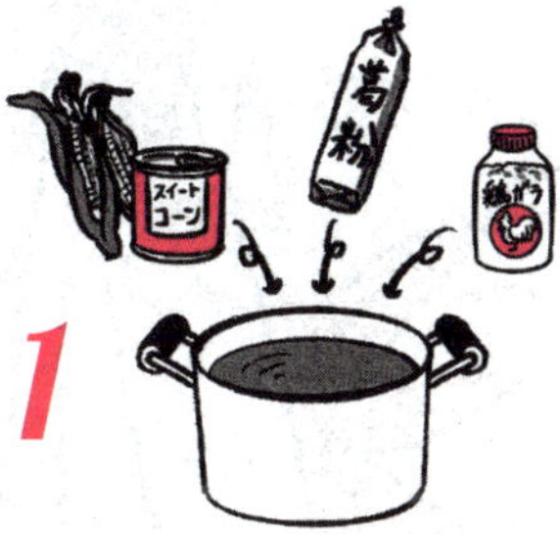

1

向锅中倒入清水，加入鸡骨汤粉、玉米汤料，轻轻搅拌；

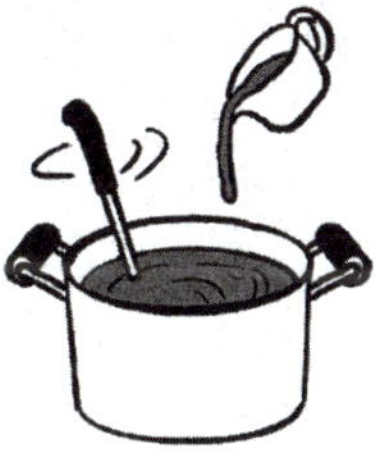

2

一边搅拌锅里的汤料，一边缓缓倒入鸡蛋液；

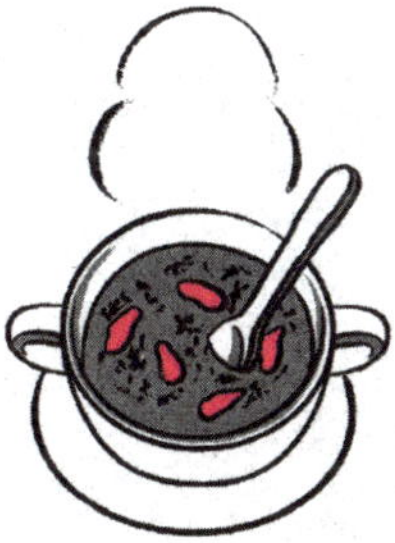

3

加入泡发好的枸杞子，为汤汁增色。再依个人口味适当加入荷兰芹的碎叶。

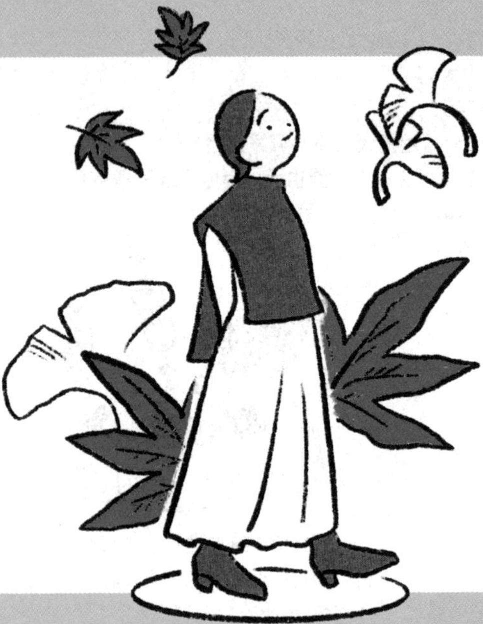

秋

第 5 章

增强免疫力

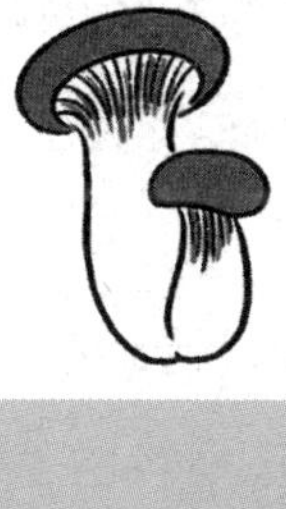

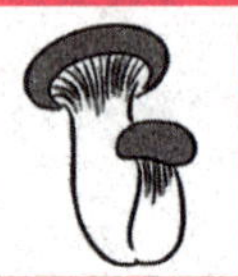

调理（因干燥而衰弱的）肺气，提升免疫力

秋天到了，天朗气清，空气干燥，天地之气收敛。我们的身体状况在这时会逐渐开始由“阳”转“阴”。

秋季，身体内的“气”会逐渐变弱，呼吸也随之会变弱，影响人的免疫力。因此，秋季的养生主题就是提升免疫力。接下来我就详细介绍在秋季应该如何提升免疫力，以保证我们健康无忧地入冬。

在中医学中，所谓呼吸，就是把自然界中的清气吸入体内，把体内的浊气排出体外的过程。体内的“气”与“水”通过呼吸，散布至全身各处。中医认为，“卫气”[1]承担着人的免疫功能。卫气通过“肺”散布至皮肤，作为身体的健康屏障防御外邪。当呼吸变弱

1　卫气，是中医学中的专业名词，意指阳气的一种。它生于水谷，源于脾胃，出于上焦，行于脉外，其性刚悍，运行迅速流利，具有温养内外、护卫肌表、抗御外邪、滋养腠理、开阖汗孔等功能。

时，卫气就不再全面覆盖皮肤，它的屏障作用也就随之变弱。此时的人体几乎毫无防备，故而外邪（见第19~20页）容易入侵。中医学意义上的“肺”，指包含肺脏在内的整套呼吸系统，皮肤也是其重要的组成部分。“皮肤呼吸”[1]的说法，有助于我们想象和理解这一点。

如果肺气衰弱，会加重过敏性皮炎，引起咳嗽或咽部的不适，甚至诱使哮喘、支气管炎等旧病复发。此外，人体还容易罹患传染病。

受花粉症等影响，现代人越来越离不开口罩。而口罩阻碍了呼吸，使与呼吸相关的肌肉群功能下降。而“扭转拉伸操（见第227页）”有益于改善这一症状。

这一时期，如何应对干燥问题也十分重要。建议大家食用具有滋润效果的“白色食物”（见第228页）。例如，萝卜、莲藕、山药、百合根、鸡蛋、牛奶、豆腐、豆浆、猪肉、墨鱼、白色海蜇、蜂蜜等。“白色食物”还具有清热功能，对缓解“体热”和“肺热”都有效果。

当身体有慢性健康问题时，如果某处脏腑衰弱，其他脏腑也会受到影响。如果从秋季开始就先从调理肺气入手，则会对改善症状有益。赶快实践起来吧！

秋季，把握润肺良机，提升全年的身体免疫力。

1　皮肤呼吸，指人体用体表的皮肤进行呼吸。

秋季增重是自然现象，能保持体重不变就值得鼓励

为了过冬，人体到了秋季就会自动储备能量，同时降低新陈代谢的速度。只有这样，才能保证身体不受损害顺利度过冬天。同时，在气候稳定的秋季，基础代谢也会不断下降。新陈代谢和基础代谢的双重下降，使秋季成为一年中人们最容易发胖的季节。想增重的人，可以充分利用秋季。其实，一定程度的脂肪对提升免疫力是有作用的。在秋冬季节，脂肪具有维持体温的功能。

对于想要瘦身的人，这里也有几个建议。

首先要确定一个大前提："秋季，只要能维持体重就值得鼓励。"在此基础上，如果还能收获一些瘦身成果，就大方表扬自己："秋天居然还能减得下来，我可太厉害了！"如果因为瘦不下来而心事重重，反而可能造成心理问题，让你开始暴饮暴食。秋季的应季食物，碳水化合物都比较丰富。切记，暴饮暴食、狼吞虎咽容易导致体重激增，需要多加注意。

对来自天地的馈赠报以感恩之心，用餐时细嚼慢咽、适可而止就是最好的瘦身方法。在健康的前提下，秋季的饮食不过分减量也无可厚非。在瘦身这件事上，你无须勉强自己，量力而行就好。

每达成一个小目标，都要赞美“内在自我”

秋季是将生命力收敛至身体深处的时节。建议大家在这个时期，重视内在的自我的力量，避免剧烈的运动，尽量以平稳、和缓的心态来度过。都说秋季是“艺术之秋”，所以，感受内心深处的那份热情与清净，开始你的创作吧！

如果你过于感性，就可能会因为这个季节变得郁郁寡欢，试着抱着一种“怡然自得”“泰然自若”的心态度过秋天吧。气定神闲的状态会激发我们的创造力，深呼吸可以帮助我们平心静气。首先“呼——”地长出一口气，然后放松嘴唇，舒缓地吸气。找到一个合适的节奏重复这一动作。当你逐渐感觉到舒适后，内心也会平静下来。

秋季是万物结果的季节。当你取得成绩，达到目标时，幸福感也会格外高涨。当你被他人认可时，当然是值得高兴的，但更重要的是，要先进行自我肯定，衷心赞美心中那个最真实的自己（即内在自我）：“我真出色！干得漂亮！”

秋季，拥有这样的心态非常重要。

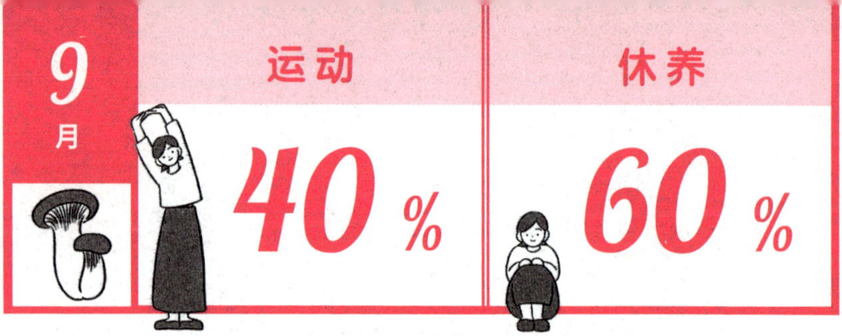

把夏季与长夏的疲惫一扫而空

◎启动身体的“节能模式”

长夏绵延，酷暑难耐。明明已经进入 9 月，却仍感觉不到一丝秋意，有时候刚凉快几天，炎热的天气就又卷土重来。

8 月我们采取的是避暑方略。到了 9 月，就要以消除 5~8 月的疲惫为主。此时的身体也切实地在向“阴”转换了。为了安度秋冬，9 月我们应该切换到“节能模式”。

这个月的运动量要比 8 月更低，要有意识地执行“四分动、六分静”的标准。本月的“动”养练习，每周至少 1 次，最好以每周二三次的频率为宜。与此同时，每天坚持“早睡早起（见第 232 页）”是最重要的秋季养生法之一。如此，你就基本能达到“四分动”的标准了。

此时，我们已经体验过一次初秋的凉爽了。受日照时间变短的影响，人体的副交感神经开始发挥主导作用。兴奋了整个夏天的身体，开始感觉疲惫，准备用“静”养来治愈自己。比起“动”养模式，本月我们更需要的是舒适自在的“静”养模式。

这个月，你的日程表不宜安排得太满，为自己留些弹性的时间吧。习惯于预先制订计划的朋友，恐怕在夏季精力充沛时，就已经做了不少安排、规划。但秋季养生的关键就在于放松，所以，不如趁这个机会重新调整日程表，做出更轻松的安排。一旦感觉到疲劳，毋庸置疑，马上休息。

人体的能量本就处在向小循环[1]转变的时期，这时如果过分勉强自己，或思虑过多引得情绪低落，很可能使健康状态一落千丈。因此，把心放宽，放松精神，安然度过这一关吧！

◎用有氧运动和拉伸操来调整呼吸

本月“动”养习惯的要点是，从无氧运动转换成有氧运动。夏季适合开展各种类型的运动，但只有有氧运动可以锻炼人体的“深层肌肉”[2]。

---

1 小循环，又称为肺循环，是指静脉血自右心室泵出，经肺动脉及其分支流到肺毛细血管进行气体交换，再经肺循环流回左心房，血沿上述路径的循环。

2 深层肌肉，泛指所有无法从外部触及的肌肉。在运动领域来讲，指位于身体深处并负责维持姿势与固定关节位置的肌肉。

秋季空气干燥，增加了支气管、肺等呼吸器官的负担。呼吸器官是依靠横膈膜和肋间肌为主的深层肌肉来维持活动的。有氧运动可以强化和柔化与呼吸相关的深层肌肉，使人的呼吸更加轻松。

在运动前后的热身或拉伸时，要有意关注呼吸。

春夏两季都坚持运动的朋友，即便到了秋季需要降低运动量，也要继续通过运动来维持肌肉力量哦。

还有，以肌肉训练为主的无氧运动，有提升基础代谢的效果。不过，秋季的气温不像冬季气温那么低，所以还不需要强行提升基础代谢。

◎早睡早起，是秋季的头号养生法

想要消除夏季疲劳，初秋就要早睡早起——这也是中医的基本观点之一。

人们常说“秋夜长”，“阴”气会赋予我们成长与恢复的力量。而想要游刃有余地运用这种力量，最重要的就是睡眠。

秋季的日落时间提前了，我们的入睡时间也要提前。初秋时期，天亮得比较早，我们要随着太阳早起，也要早睡，这样才可以让身体达到阴阳平衡的状态，保证身体健康。这是“静”养的关键，请大家牢记在心。

◎湿气和干燥，都是“肺”的大敌

秋分正值秋季的“中点”。这一天，昼夜时间等长，秋分过后，白天开始变短。正所谓“热至秋分，冷至春分”，到了这一时节我们就能够体会到秋意渐浓的感觉了。

秋季的重要主题是：调理肺气，增强免疫力。接下来，向大家再讲述一遍“肺”与湿气、干燥的关系。

8 月、9 月是多雨时期，空气因饱含湿气而变重，使人的呼吸变弱。想象一下用吸管喝果汁与用吸管喝奶昔的区别，同样吸一次，吸入的量的差别却很大。

在第 4 章的“长夏”部分，我们讲过湿邪对“脾”的影响（见第 191 页），而“肺”的功能会因湿邪影响而变弱。

到了秋季，气候干燥，空气变轻。如果你认为这时呼吸会轻松起来就错了。呼吸需要“润”，也就是适宜的湿度。环境中的湿气过多也不好，过于干燥也不好。对健康有益的湿度以 40%~60% 为宜，如果屋内的湿度超过 60% 就要除湿，低于 40% 就要加湿。保证适宜的湿度，有助于我们安度一个美好的秋天。

◎换季时期，学会随机应变地调理身体

9 月，气候变化多端、长夏的湿邪对策（防湿和防暑对策）同样适用于 9 月，请大家灵活运用。湿气严重时，可能引发夏倦、秋乏的症状。这时请复习 8 月的夏倦、秋乏对策，学会随机应变地应对换季带来的身体不适。

同时，需要重视的还有补水问题。春夏期间，“气”不断上升，于 8 月到达巅峰。之后，受湿气影响，身体慢慢变重，“气”则不断下降。但这一时期天气炎热，身体会因排汗而导致缺水，甚至引发脱水症状。所以在 9 月，需要有意识地补水以及摄入补水食物。

◎吃蘑菇，促健康，增强免疫力

秋季是适合吃蘑菇的季节。蘑菇有调理大肠，增强免疫力的功效。

早在数千年前，中国人就已经懂得如何利用蘑菇的功效了。特别是灵芝，它作为一种中药，因其强大的抗氧化作用和强身健体、延缓衰老的作用而广为人知。到了现代，蘑菇被证实含有 β–葡聚糖

和维生素D。其中β–葡聚糖具有抑制过敏症状的作用，维生素D具有增强免疫力和强筋壮骨的作用。

太阳晒过的干蘑菇与新鲜的蘑菇相比，维生素D的含量更多，所以像干香菇这一类的食材，十分值得在这一时期食用。干蘑菇容易购买，方便保存，适合家中常备。尤其是干香菇汁具有独特的风味和魅力，推荐你一定用它下厨感受一下。

不知道怎么做蘑菇时，可以考虑做汤或煮火锅里。秋季是蘑菇生长的旺季，蘑菇的种类繁多，味道鲜美。烹饪时，你使用的蘑菇种类越多，你做的菜的营养和风味就越丰富。而且，蘑菇是低热量食材，非常适合想要控制体重的朋友们。

用“扭转拉伸操”调整呼吸系统。

本周介绍的是“扭转拉伸操”，这是一种可以放松与呼吸相关的肌肉群、使呼吸更加顺畅的“动”养习惯。

一边缓慢地呼吸，一边做拉伸，会促使精气上升，形成良性循环。

仰卧时，你如果感觉腹部有硬块，需要引起注意。从中医角度看，这有可能是结节，它一般发生在你身体气血运行不畅的地方。结节，一般长在皮下组织、肌肉、筋膜、腱膜等处，摸起来是硬硬的。有时，它可能被你误认为是肌肉。值得注意的是，健康的肌肉在仰卧时应该是放松、柔软的。

当硬块深处有脉搏跳动时，证明（包含脏腑在内的）腹部的紧张度很高，已经影响到了（由心脏发出的）主动脉。这样下去，可能会出现压力过大以及其他诸多症状，甚至还会导致呼吸慢慢变弱。归根结底，这些都是运用中医知识进行的初步推断，进一步的诊断还需要到医院就诊。

长夏的湿气削弱了“肺”的功能，而秋季的过度干燥又令呼吸系统变得脆弱。想要避免这些问题的出现，不如从现在开始，用扭转拉伸操来预防吧！

本周“动计划”打卡

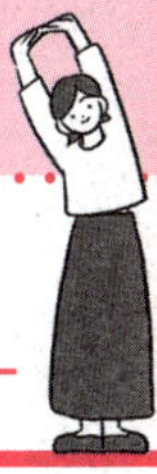

☐________ ☐________ ☐________

扭转拉伸操

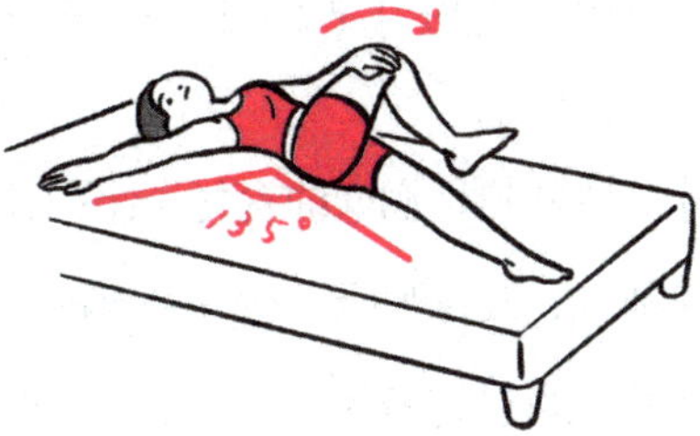

1 仰卧，立起右膝，用左手手掌将膝盖向内按压。右手手肘伸直，向斜上方延展，与身体大致成 135°角。

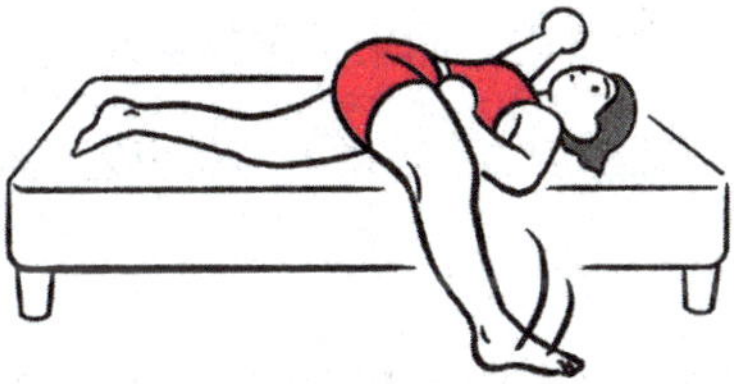

2 如果在床或者其他有高度差的地方进行，可以把脚向地板方向伸展，效果更佳。

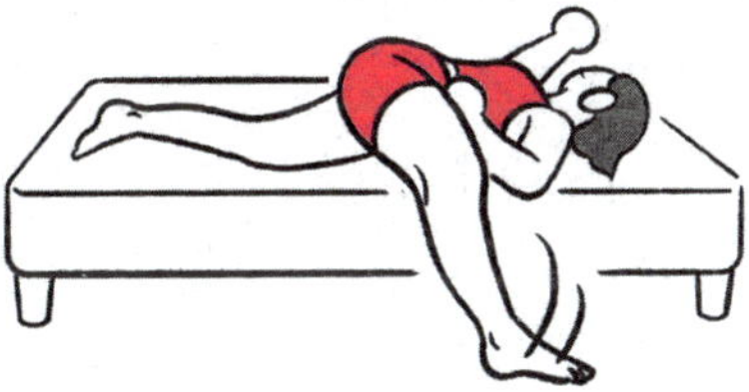

3 向右转脸，拉伸效果会更好。一侧结束后再进行另一侧。

※ 以上拉伸动作需要独立完成，不建议请人帮忙。请人帮忙，可能会因为他人施力不当造成你的身体损伤。

9月

第1周　静

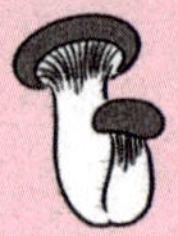

用梨和葡萄提升身体滋润度。

前面我们讲过，在9月，我们的身体容易出现脱水症状（见第224页）。夏季的紫外线伤害，再叠加秋季的湿气与干燥问题，会导致这一时期皮肤状况不断。

针对这些问题，本周我们推荐一些祛热、润燥的食材。比如梨和葡萄等秋季水果，就能起到滋养肺气、改善呼吸、适度降温的作用。中医认为，利用“平性”[1]的食物，可以把身体调至“中庸”的状态。如果体内有“热”，这些食物就可以适度地为身体降热。

此外，梨有利尿作用，适合在上午享用。如果不想频繁起夜，睡前最好不要吃梨。需要注意的是，梨属凉性，吃多了容易引发“寒症”，所以要适量。

长夏的湿气未消，天气越来越凉。这时吃梨和葡萄，对健康和美容都很有益。来吧！朋友们，一边享受美味，一边悄悄变美吧！

1　平性，中医根据人吃完食物后的身体反应，将食物分成四性，即“寒、凉、温、热”四种。寒热偏性不明显的食物为平性。

本周"静计划"打卡

□ ________ □ ________ □ ________

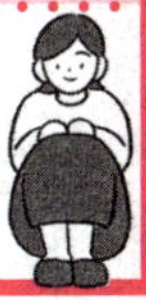

梨

梨的特点是吃起来有一种砂粒感和水润感。9—11月是产梨的旺季。除了有润喉、止咳、缓解声音嘶哑等众所周知的功效之外，梨还能起到润肤的作用。

葡萄

葡萄的口感酸酸甜甜，有补气养血，强化肌肉、骨骼和关节的功效。吃葡萄可以改善气血、调理肺气。在胸闷发热或酷暑难耐时，吃点葡萄还能起到镇静作用。

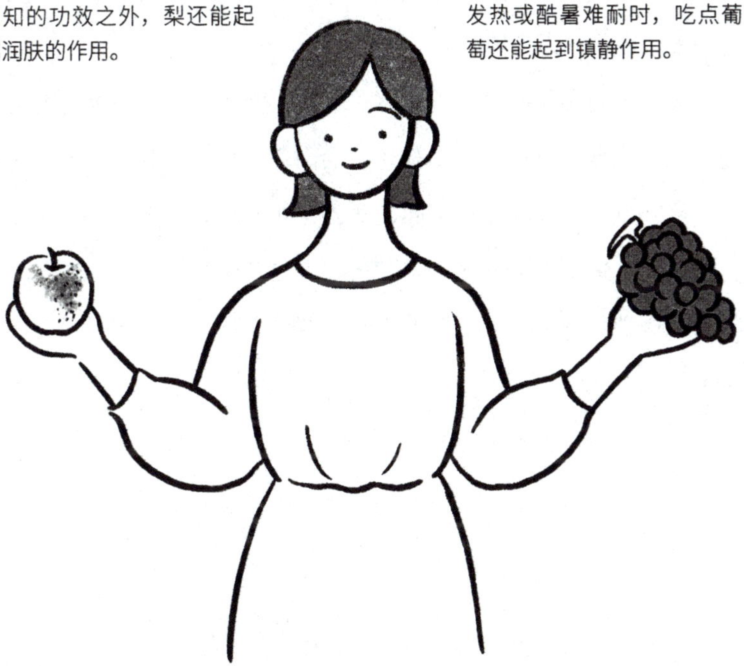

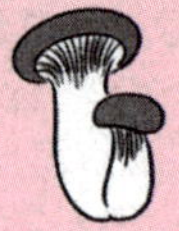

运动小腿，消除虚胖。

立秋后的这段时期不利于增肌，而且身体出于御寒的本能，会自然而然地开始减少精力消耗，同时积蓄脂肪。因此，这也是最难瘦身的时期（见第 218 页）。再加上新陈代谢从 8 月起逐渐放缓，很多人索性就对这种“夏季发胖、虚胖（水肿）”无动于衷。但长此以往，可能会对身体造成负担，所以建议大家一定要在 9 月期间排出多余水分，为身体除湿。

如果 8 月不及时处理掉虚胖（水肿）问题，到了冬天它就会成为“寒性水肿”的诱因，身体也就会出现寒症和水肿相结合的症状（见第 76 页）。一旦发展至此，就会更难改善或治愈。

希望大家都能够在这一时段充分活动被称为“第二心脏”的小腿，积极消除水肿。本书推荐的运动都可以在空闲时间轻松完成，快来尝试一下吧。

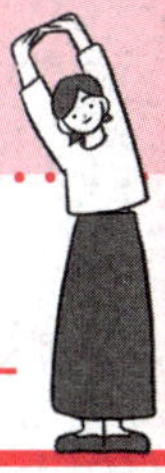

小腿运动

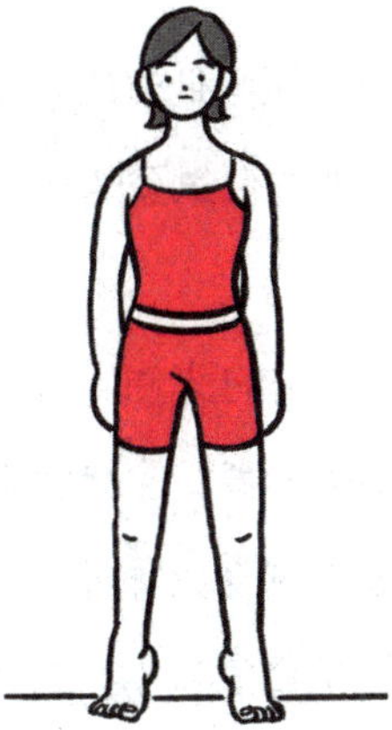

1 张开双脚，比肩稍宽。想象收缩肛门的动作，收紧小腿肌肉。

把注意力集中于双脚内侧，抬起脚跟，重复 10 次。抬起脚跟时吸气，放下脚跟时呼气。

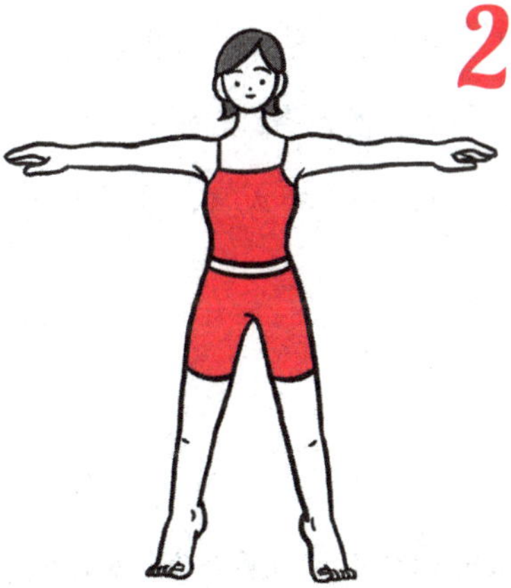

2 张开双臂，与地面平行，同时保持抬起脚跟的动作，做 3 次深呼吸。
有余力的朋友可以练习女神式（见第 207 页）。

完成上述动作 1 组后，适当休整，调整呼吸，共做够 3 组。

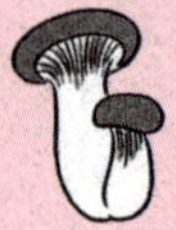

早睡早起，预防低气压引发的不适。

秋季是台风多发季。如果天气预报显示第二天气候异常、气压变低，那就安排自己早早上床睡觉吧。

近些年来，异常天气频繁出现，比如高气压向低气压转换引起的天气骤变，或是一场台风刚刚过境就又有新的台风登陆……“花样天气”可谓层出不穷。

如果台风天气出现雷电，可能会引发严重的头痛、头晕、自主神经失调等症状。有一种哮喘叫作“雷暴哮喘”，就发生在有雷雨等恶劣天气的当天或第二天。哮喘容易在副交感神经占主导地位的时候发作。因此，在副交感神经占主导地位的秋季，需要格外注意。

西医对“低气压会引发健康问题”也产生了共识，并把这种症状称为“气象病”[1]或“气象痛”。正所谓有备无患，自觉有这种症状的朋友，建议在这一阶段减少活动计划。遇上坏天气，早早上床睡觉才是明智的。

1　气象病，指与气象变化有关的疾病，常因气压、温差、湿气等导致身体不适。

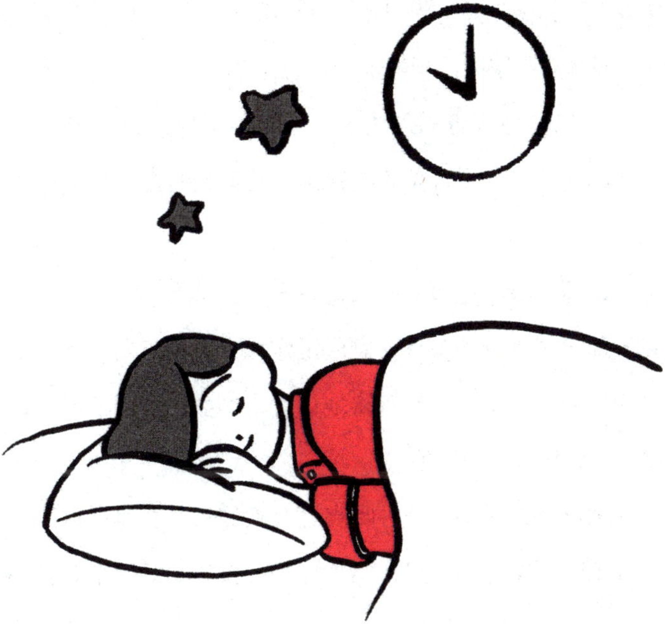

推荐丝绸材质的睡衣或内衣。
皮肤会吸收湿气，而丝绸可以适当阻隔湿气。在干燥季节它可以代替皮肤保护身体不被湿气入侵。
皮肤问题频出的朋友，推荐你尝试一下。

让音乐为工作和家务伴奏。

9 月，受夏倦、秋乏的影响，人的精气开始下降，做什么都提不起精神。这和由“阴”转“阳”的早春一样，在由“阳”转“阴”的初秋，身体容易陷入阴阳失衡的状态。

本周让我们利用音乐的力量，让（因湿气而沉重的）身体有韵律地动起来吧。有了音乐的韵律感，我们的身心更容易回到健康状态。

上午，适合听一些节奏明快的音乐。快节奏的音乐，可以帮助我们高效地运用大脑和身体，完成工作和家务。午后，应该在节奏舒缓的音乐的陪伴下，悠然自得地进行日常活动。到了晚上，则适合欣赏一些放松身心的音乐。

选择困难时，无须迷茫，听自己喜欢的音乐就是最佳选择。要是听了音乐仍不想活动，建议增加休闲、放松的时间来转换心情。悠闲，是秋季的理想状态。

其实在中医看来，音乐是属于春季的关键词。春季是一个从寒冬中苏醒，需要向身体中注入韵律的季节。中医认为，到了秋季，人的精力回落，活动能力下降，利用反向季节——春季的养生关键方法可以解决秋季的身体问题。

中医的“五行学说”认为，秋季属“金”。所以，这一季节适合欣赏小号、长号等金属管乐器的音乐。

9月

◆第 3 周◆　◆静◆

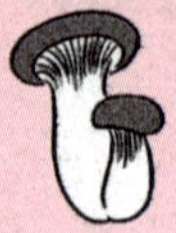

用穴位改善腰疼、神经痛、睡眠障碍。

9 月的第 3 周，正值秋分时节。在二十四节气中，秋分指 9 月 23 日至 10 月 7 日这一时段，大约有两周的时间。如果没有异常气象出现，这一时期是一年中最为舒适的时间。秋分和春分一样，都是昼夜时间等长、阴阳平衡的一天。正因如此，这时能让身心达到阴阳平衡。身体健康稳定非常难得，所以在冬季来临之前，秋分时节是调理身体的绝佳时机。

可是，由于多雨和湿气的因素，空气变重，呼吸变弱，人的“气”也越来越弱。因此，腰痛、神经痛、睡眠障碍等症状也容易出现。

针对以上问题，根据身体情况，每天刺激手上的穴位即可应对。腰痛点穴有缓解腰痛、改善神经的作用，八邪穴对缓解指尖寒症、神经痛和僵硬疗效显著。按摩这两个穴位，很适合从 9 月就开始手脚发凉的人群。

如果身体状态还是没有改善，可以复习 8 月、9 月的养生习惯。在力所能及的范围内进行练习吧。

☐ ☐ ☐

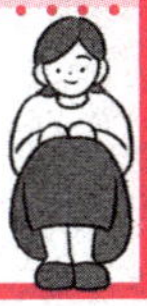

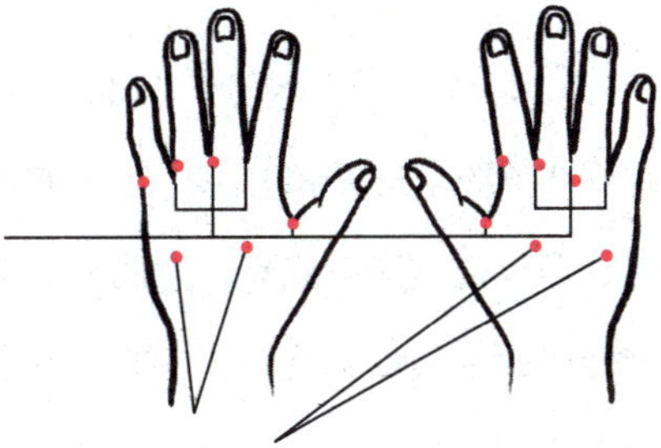

[八邪穴（见第 199 页）]

位于手背，五指间的 8 个指蹼处。逐个按揉 8 个穴位，直到指尖逐渐变暖。

[腰痛点穴]

位于手背，在第 2 指（食指）、第 3 指（中指）掌骨和第 4 指（无名指）、第 5 指（小指）掌骨之间，顺着从掌指关节向手腕方向推，推不动的地方就是腰痛点穴。

用另一只手的中指按压腰痛点，疼痛处即为腰部的脆弱处。

每次按压 10 秒左右即可。

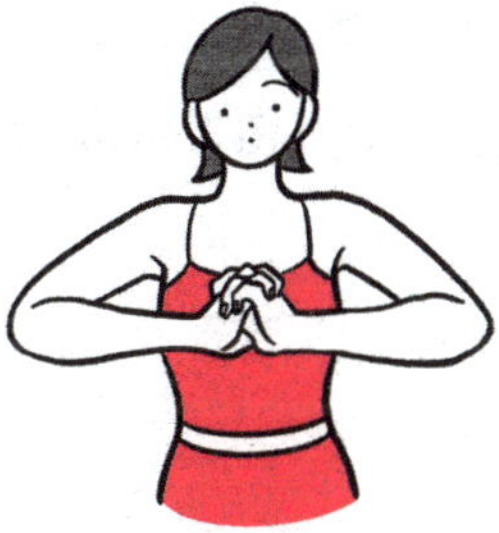

[八邪穴拉伸操]

十指交叉，弯屈四指（食指、中指、无名指、小指），双手相互刺激指蹼处。同时，手肘提至 90°。

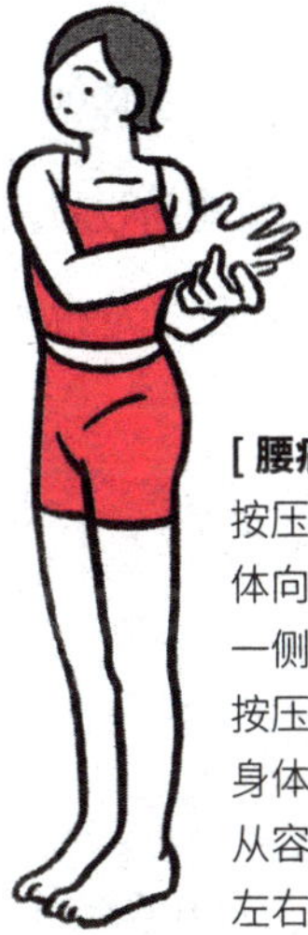

[腰痛点穴拉伸操]

按压腰痛点穴的同时，身体向（做按压动作的手）一侧扭转。例如，用左手按压右手的腰痛点穴时，身体向左侧扭转。

从容易扭转的一侧开始，左右侧交替进行。

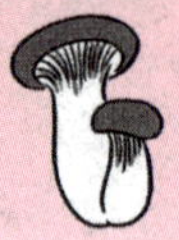

“轻装”活动，增强免疫力。

在中国，有“春捂秋冻”的说法。它主张人们在春季变暖后不要急于减少衣物，在秋季降温后无须过早增加衣物。所谓“秋冻”，指的是让身体提前适应凉爽，为抵御冬季的寒冷做准备。

秋季选择衣物时，建议比预想的厚度减一层。

感受外界的冷与热，会使人的感觉更敏锐，有助于收缩皮肤毛孔，防止外邪（见第19~20页）侵入，增强免疫力。此外，还需要防止过度排汗。这有利于减少精力的损耗，使身体保持在节能模式。

在近年来的异常气象中，立冬[1]时期也有过使人出汗的炎热天气。这种异象气候会使身体的毛孔收缩的能力减弱，免疫力下降。所以，我们不能单纯地通过日历来判断气候。从天气由炎热转凉的时候，还需要再“轻装”地过1周。

1　立冬，一般在11月7日前后。

本周“动计划”打卡

☐ ________ ☐ ________ ☐ ________

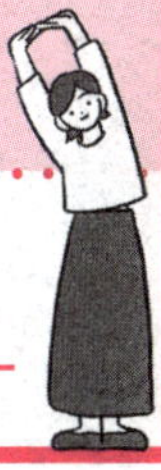

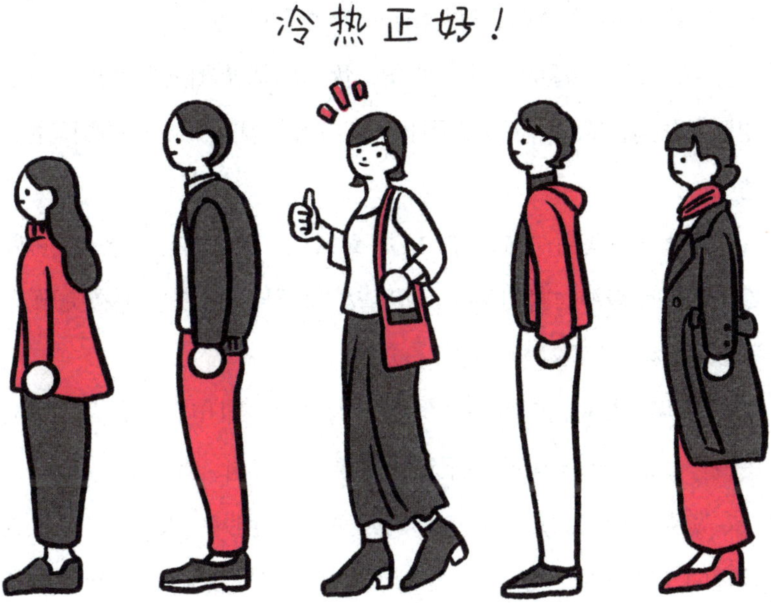

“春捂秋冻”的“冻”，说的不是寒冷，而是凉爽。
秋季活动，着衣以身体穿着凉爽为宜。

用穴位按摩和山药、大枣来应对“呼吸困难”。

9 月末，空气开始变得干燥。有哮喘、支气管炎病史的患者，或呼吸系统薄弱的人群，容易出现“气喘”的症状。

中医认为，呼吸问题与悲伤、忧愁的情绪相关。当我们与亲朋好友分别，或受人际关系困扰时，有可能发生气喘或呼吸困难的情况。

“息”字是由“自”和“心”组成的，从字面与本意上就可以看出呼吸和精神的密切关联。所以养“心”，可以使呼吸更顺畅。下面向大家介绍几个具体的养心方法。

在中医看来，气喘是“气虚”的表现，即作为生命力之源的“气”不足（见第 24 页）。因此，想要应对气喘，就需要补“气”。

从穴位调理的角度来说，我推荐按压太渊穴、太溪穴。从饮食调理的角度来说，山药、大枣都是有甜味的平性（见第 228 页）食材，特别适合在阴阳调和的这一时期食用。

本周“静计划”打卡

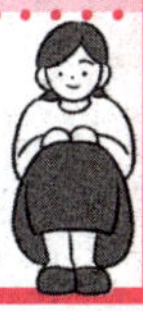

□________ □________ □________

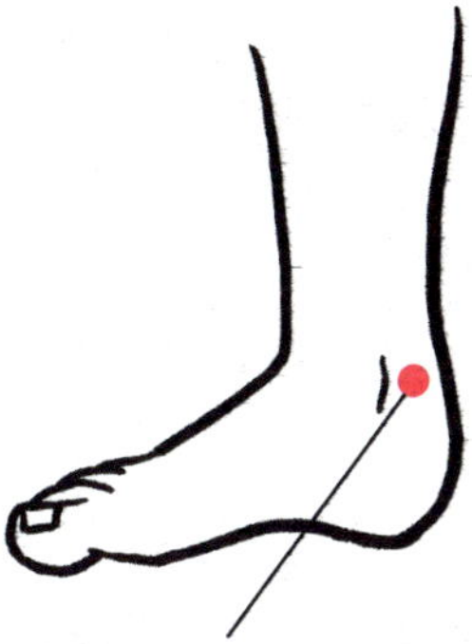

[太溪穴]
位于脚的内踝与跟腱之间的凹陷处。

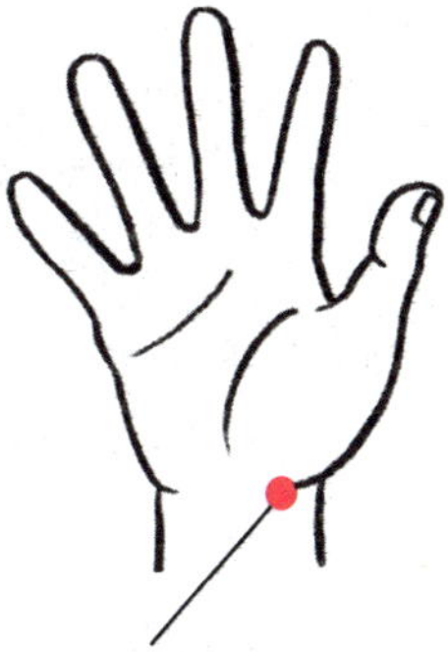

[太渊穴]
位于拇指根部，腕掌横纹的位置上的脉搏跳动处。

轻柔地按压太溪穴、太渊穴，每 10 秒钟呼 1 次气。
左右交替按压。

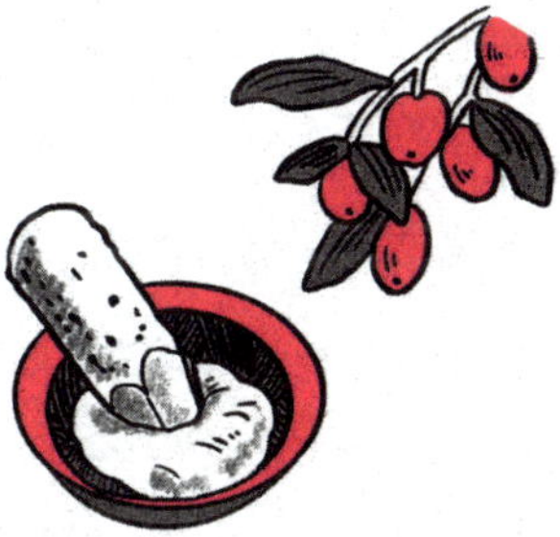

推荐购买商店里出售的便利装的山药，食用方便。用它来做汤、做铁板烧或搭配面食都很可口。
大枣可以用来泡茶，或制作大枣甜汤。
以上两种食物都有益于改善“肝”的功能，调养气血，缓解精神压力。

10月

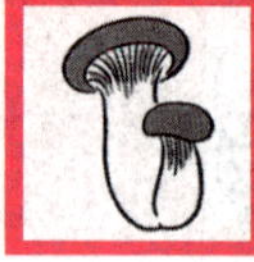

运动	休养
30%	70%

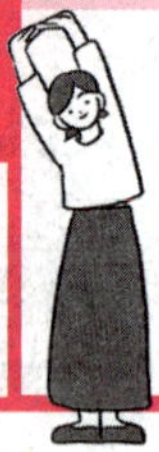

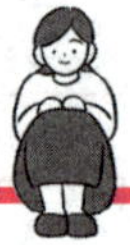

巧食辣味，调养身体

◎外出休闲的绝佳时期

秋风渐起，秋意渐浓。为了保证健康过冬，这段时间我们要继续停留在节能模式。本月我们将“动”养的比例设定为30%。虽说是“动”养，却不局限于运动，还得有意识地重视运动之外的活动。

10月8日前后是寒露[1]节气，正值令人期待的丰收季，水稻的收割接近尾声，芳香扑鼻的新米即将面世。这一时期秋高气爽、气候宜人，非常适合户外活动。熬过了漫长的梅雨季，人们终于可以走出家门，尽情地拥抱自然。摘果子、赏红叶、写生、泡美术馆……去感受艺术感满满的秋天吧！

随着10月23日前后霜降[2]的到来，气温持续下降，红叶由北向南渐次登场。同时，商场里也仿佛一夜焕新，到处都有时尚达人在

1　寒露，一般在10月8日前后。
2　霜降，一般在10月24日前后。

体验“叠穿”搭配！只是本月昼夜温差大，要注意合理增减衣物。

和9月一样，10月的“动”养习惯也要保证每周1次以上的频率。本月的“动”养习惯无关运动，以饮食和休闲的建议为主。请大家参考本书内容，在本月适度活动身体吧。

本月运动时，注意不要出大汗。尤其是那些在春夏时期没有充分运动的朋友，这时更不适合大汗淋漓地运动。而一直保持着排汗运动习惯的朋友，请把运动量缩减到“巅峰7月”的一半以下。综合以上因素，我将本月“动”养习惯的比例设定为30%。

与此相对，本月“静”养习惯的比例设定在70%。这个季节的养生，请有意识地倾向于“静”养。9月时我们说过，早睡早起是秋季最好的养生法。所以10月我们也要尽量做到每天早睡早起。习惯熬夜的朋友，请至少提前1小时上床吧。

◎食辛辣，提精气，调整自主神经

秋季吃辣，好处多多。“辣”不只是一种感官刺激，还有一定的保健效果。辛辣食物没有咸味，却能给人带来灼热的味觉刺激。适量的辣味，有提升（秋季期间下降的）精气的作用。常见的辣味食物有：辣椒、洋葱、白萝卜、胡萝卜、胡椒、大葱、肉桂、芥末等。

吃辣会让人出汗，而出汗就关系到毛孔的舒张和闭合。在中医的理论中，“肺”不单纯指肺脏，而是包含皮肤在内的整个呼吸系统。这样说来，毛孔的舒张、闭合，也属于“肺”的范畴。而“大肠”与“肺”相表里，二者密切相关（见第15页），所以中医认为，吃辣可以激活“肺”和“大肠”的功能。

适量的辣味还有调整自主神经的作用。辣味会刺激人的交感神经，在通过美食获得满足感后，人的副交感神经又会再次开始发挥主导作用。这样一来，辣味能够促进交感神经、副交感神经交替发挥作用，激活处于迟钝状态的自主神经。

人对咸味的接受能力虽然各有不同，但如果过度摄入盐分，会引发高血压或其他生活习惯病。建议的标准为：女性的摄入量小于6.5g/天、男性的摄入量小于7.5g/天；日本高血压学会制定的标准摄入量为小于6.0g/天；世界卫生组织制定的标准摄入量为小于5.0g/天。辣味其实是一种“痛觉”，是一种独特的刺激。人对辣味的接受能力不同，是由人对辣味（也就是痛觉）的耐受程度决定的。

那么该如何把握辣味的摄入量呢？

胃肠的反应会给我们答案。吃辣会让胃肠生“热”，可能会引发便秘，而如果吃得过多，胃肠受到刺激，可能会引发腹泻。如果没有引起胃肠的不适，证明摄入量就是合适的。另外，如果你出现眼睛发红，流鼻涕止不住等症状，证明辣味对身体的刺激太大，超过了身体所能承受的程度，为此必须减少。

◎秋季还需要集中力量调理“大肠”

前面我们讲过，“大肠”与“肺”相表里，肺经的负担增加时，大肠经的负担也会增加。因此，调理“大肠”也是秋季的重要课题。与“肺”相同，“大肠”也厌恶干燥、喜欢湿润。据说空气干燥的时候，人就容易便秘。当“大肠”生“热”后变得干燥，就会出现排便不净、排便时间变长、便量减少或排出状似兔子粪便的粪便等。

到了秋季，人的食欲大增，饭量也开始增加。这一时期，请积极食用对“肺”有益的白色食物（见第 217 页），以及滋补脾胃的黄色食物（见第 192 页）。同时为了养成规律排便的习惯，建议充分补水来滋润“大肠”。

此外“寒凉”在这一时段也是大敌。在秋季，腹部着凉可能引发便秘或腹泻，所以要注意腹部的保暖。“肺”如果在秋季着凉，可能会导致冬季的腹泻。在 10 月的寒冷天气里，我们需要缓慢地呼吸，以此增加吸入的寒冷空气变暖的时间。

10 月

◆第 1 周◆ ◆动◆

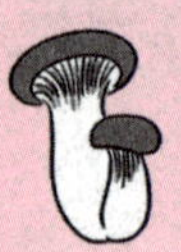

通过收获成果、整理获得成就感。

秋季是适合收尾和整理、体味成就感的季节。将手头的事情告一段落，做个了结，是秋季的最后一个月——10 月最应该做的。

如果从春季（或更早）就开始做一件事，到了现在是时候收获成果了。正所谓“收获之秋”，工作、家庭、育儿、爱好等，都是容易在秋季出现成果。

要是事情进展得不顺利或结果不尽如人意，可以想想是不是目标定得过高，过于勉强自己了。冬季即将到来，人体即将启动节能模式。本周正是“放弃”和“了断”的好机会，让我们一起与那些不适合自己的事物说“拜拜”。

即使某件事暂时还没有结果，仍能让我们保持快乐、幸福的心情，那就不要放弃，继续努力！让人生更深刻的精彩，不只来源于看得见的结果。对于漫长的人生来讲，努力过程中的满足感，也是十分必要且有意义的。

本周“动计划”打卡

□________ □________ □________

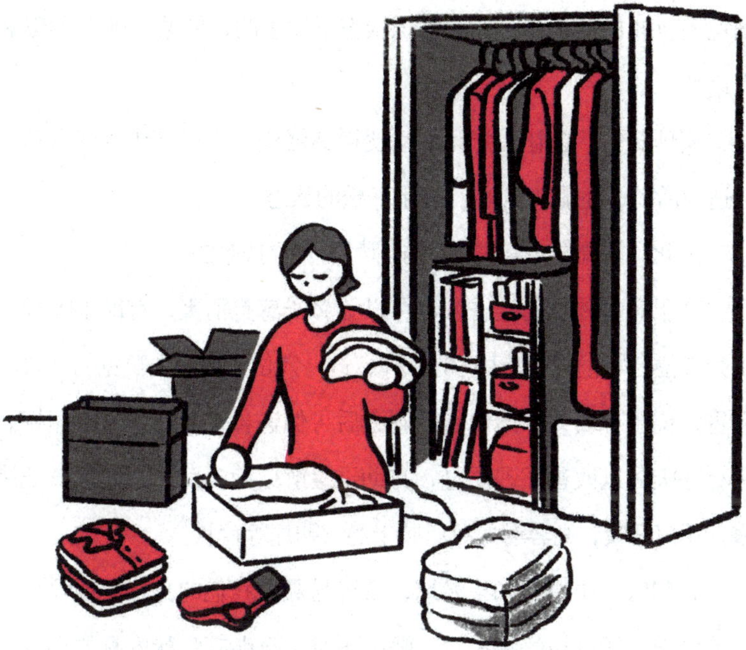

整理，可以在秋季帮助我们提升精气。
把抽屉清空，再重新收纳，会令人心满意足。
整理物品也是在整理心情，是养“心”的过程。
整理完成后，说一声“搞定！”这种美好的体验，你值得一试。

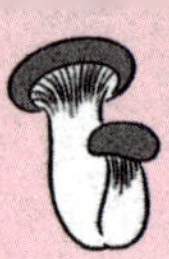

X 形穴位按压，让鼻子与呼吸更清爽。

中医认为，“肺”掌管着人体的无意识活动，控制着人的肉体。据说人 90% 的活动都是在无意识状态下发生的，可见“肺”的影响力之大。

调理肺气，会让无意识活动变得更轻松。不仅能让身体自然、舒适地活动，还能使“心”处于轻松的状态。

因此，本周向大家推荐调理肺气的穴位按摩法。

位于鼻翼外侧的迎香穴，可以让鼻子感觉清爽，有助于呼吸。正如穴位名“迎香”所表达的一样，这一穴位具有增强嗅觉的功效。迎香穴位于鼻翼外缘的中点，刺激后可促进鼻子通气，呼吸顺畅。用鼻呼吸可以改善睡眠质量，有助于缓解疲劳。反之，如果鼻子堵塞，用口呼吸，则容易导致口腔干燥、咽痛等症状。

云门穴、中府穴如果淤堵，就容易导致我们的身体出现呼吸不畅的情况。所以被呼吸浅短、呼吸困难、气喘等症状困扰的朋友，请轻轻按压这两个穴位。刺激两个穴位可以帮助我们度过舒适的每一天。

本周“静计划”打卡

☐ ________ ☐ ________ ☐ ________

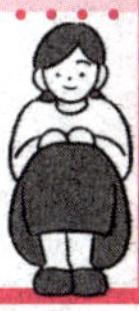

有助于调整呼吸的穴位

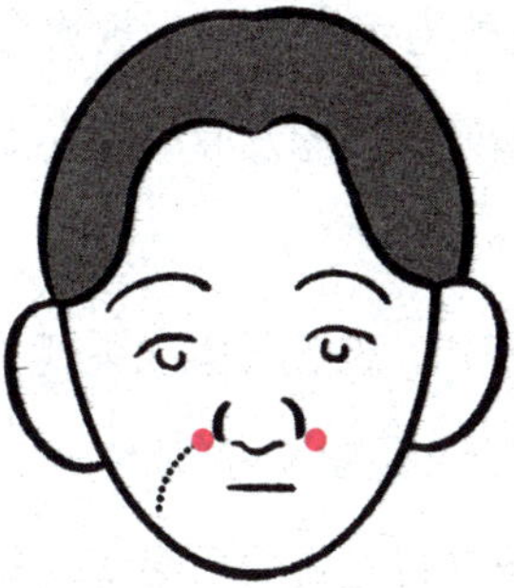

[迎香穴]

位于鼻翼外缘中点旁，笑纹线上。

双手交叉，用食指轻轻按压反方向的迎香穴，舒缓地呼吸。

做这个动作时，双手交叉，在脸前呈 X 形，看起来像用两根手指夹住了鼻子。

如果动作挡住了鼻孔，证明没有找到迎香穴的正确位置，请按照上述提示再次尝试。

如果觉得食指力气稍大，可以更换为中指，如果想要更轻柔的按摩力度，可以更换为无名指。

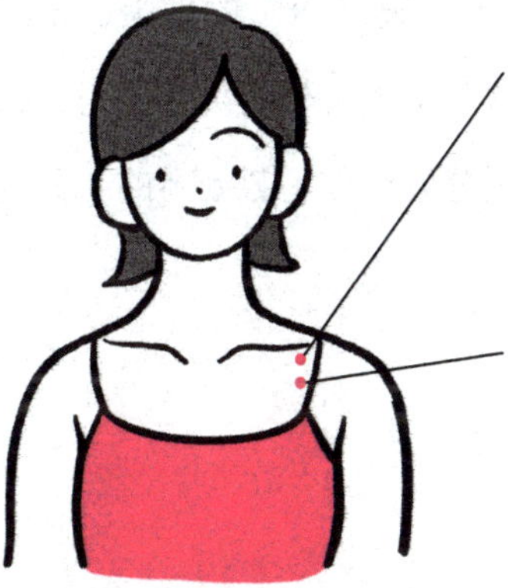

[云门穴]

位于锁骨下窝凹陷中（锁骨向外摸到的第一个突起的下方）。

[中府穴]

位于云门穴下 1（拇）指处。

并拢 3 根手指，以手指的第 1 关节为中心，按压反方向的中府穴与云门穴。

这个动作也需要双手交叉，在胸前呈 X 形进行。

吃鸡肉，补肺气！

鸡肉有助于滋补肺气。鸡肉有收紧肌肉和抑制过量排汗、排尿的作用，最适合在干燥的秋季作为运动餐。

蒸的鸡胸肉由于其低热量的特点，被列为运动员的常规饮食之一。鸡肉让脏腑的负担变小，适合想要增肌和不想发胖的朋友食用。它的价格也十分亲民，堪称魅力食材。

超市里有现成的即食装“鸡肉沙拉”出售，很容易就能买到。在家烹饪时，推荐用低温烹煮，鸡肉吃起来会又柔软又可口。

想要补肺气，食用动物的皮更有效。皮在经过烧烤后会变得酥脆，再撒上盐，吃起来不仅美味，还有滋润皮肤的奇效。

用吃皮和脏腑来养生的做法基于“同物同治”的理论，皮其实是表层皮肤，有调理呼吸系统的功效。中国古代的皇帝会为了调理身体而食用动物的皮，而动物的肉则分发给作为劳动者的士兵们食用。

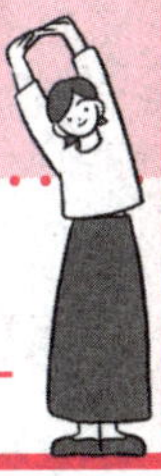

□________ □________ □________

简单！电饭锅“蒸鸡”

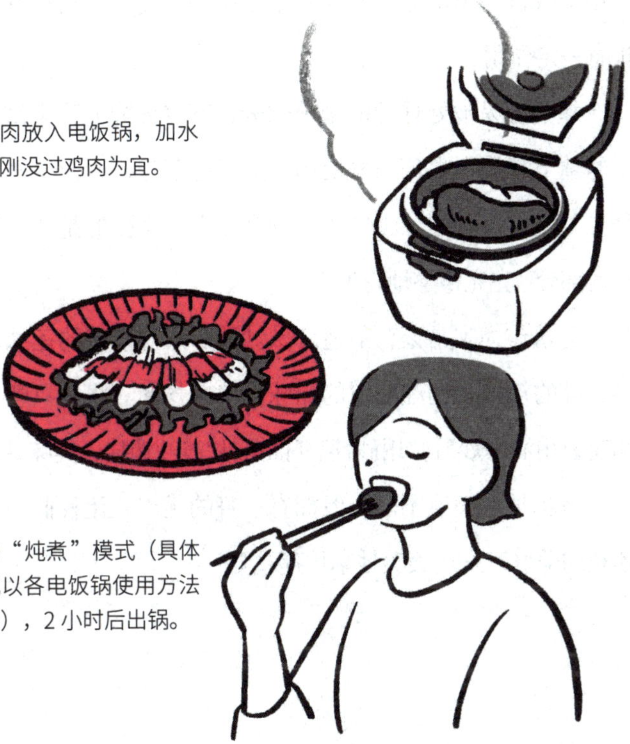

1 把鸡肉放入电饭锅，加水以刚刚没过鸡肉为宜。

2 启动“炖煮”模式（具体模式以各电饭锅使用方法为准），2 小时后出锅。

3 蒸好的鸡肉可以用来做沙拉，可以蘸醋吃，还可以做“芝麻棒棒鸡”。

吃莲藕，应对咽喉不适。

莲藕是润肺的食材，具有祛除（因干燥而生的）肺热的效果，可以缓解咽痛、咳嗽、哮喘等病症。因其具有止血的作用，故还可以用于改善常出鼻血、女性异常出血等。此外，它对调理慢性腹泻也有一定作用。

那些容易被处理掉的藕节部分，营养成分尤为丰富，因此，风干的藕节常用作中药药材使用。烹饪莲藕时，请记住“莲藕浑身都是宝”。有一种理念叫作“一物全体”，主张的是“不丢弃食材的任何部分，完完整整地吃掉”。

莲藕作为家常菜，最适合做炒菜。甜辣口味的莲藕炒鸡肉，兼具补肺的辣味和调理肠胃的甜味，口感均衡。将几只朝天椒、鸡肉和莲藕用油爆炒后，用砂糖、味醂[1]和酱油调味，美味就出锅啦。

莲藕虽然颜值不高，但拥有一身的优点。让我们，一边想象着莲花的美好，一边美美地享用莲藕吧！

1　味醂，是一种类似米酒的调味料，来自日本。其中富含的甘甜及酒味，能有效去除食物的腥味。

莲藕富含丰富的维生素C。维生素C怕热，而莲藕由于含有大量的淀粉和膳食纤维，可以保护维生素C不受破坏。

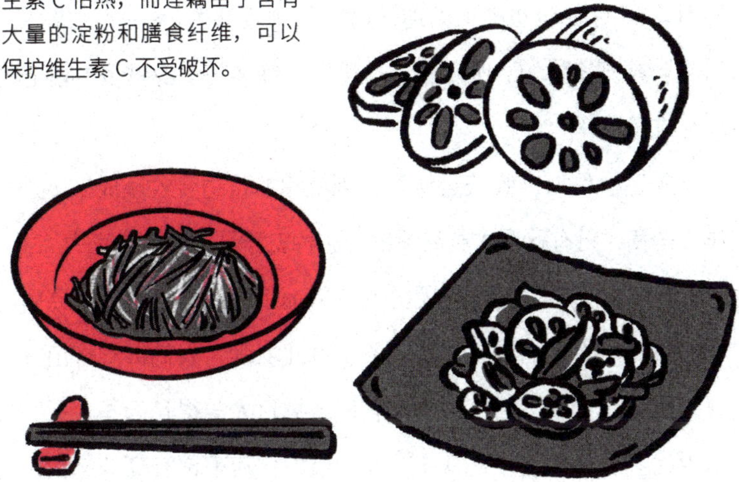

莲藕中的丹宁[1]成分具有抗氧化和消炎、收敛的作用，对保护胃肠黏膜和抑制炎症有疗效。同时，莲藕中还有大量钾元素，因此具有将多余水分排出体外，防止浮肿以及稳定血压的作用。

1 丹宁，又称鞣酸类物质，是具有鞣皮性的植物成分。

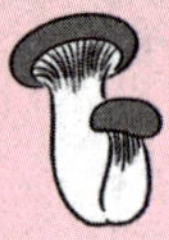

赏美术，搞创作，安神静心。

本周的关键词是“安稳”。这种“安稳”，也就是深怀慈悲之心，保持清净的心境。

对本周的活动安排感到迷茫时，不如动手打造一个“艺术之秋”吧。参观美术馆、听轻音乐、读书、练字……这些安神静心的活动都值得推荐。

秋季还被称为“收获之秋”，因此也非常适合收获成果、进行创作。毕竟，只有秋季才能赋予我们这种安静又灵动的注意力。

人们常因无尽的烦恼和无穷的欲望而郁郁寡欢，不能达到内心安稳的境界。当生活被工作、家务、育儿填满，人们很难挤出一点闲暇。因此在日常生活中，要有意识地把目光放得长远些。万物如同水中的波纹，波动才是常态。要知道，任何事都有高低起伏，所以无须为一时一刻的状态而焦虑，把眼光延伸至 1 个星期、1 个月、1 个秋天……掌握长期的动态，保持稳定的心态。

秋冬季节，阴气旺盛，不适合在夜里思考问题。建议在太阳落山后，充分休息，调养卫气。

□________ □________ □________

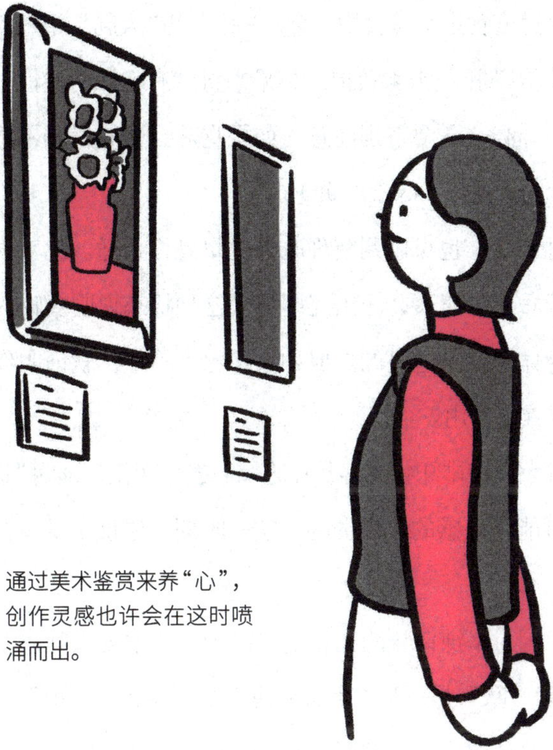

通过美术鉴赏来养“心”，
创作灵感也许会在这时喷
涌而出。

巧食辛辣，调理“肺”和“大肠”。

在饮食中巧用养“肺”的辛辣口味，是秋季调理身体的窍门。

如果过度食用辛辣食物，会对“肺”和“大肠”造成负面影响，有时还会给“肝”带来负担。如果平日就有吃辣的习惯，发生溃疡的风险会升高，需要特别注意。如果吃辣会造成胃肠不适，就要尽量避免食用（见第243~245页）。

通过出汗，也可以判断你吃辣的量是否合适。比较理想的是，大量出汗后感觉清爽，汗出完即停。这种状态说明食物的辛辣刺激对你的身体而言是适度的。但如果汗出个不停，就证明你食用过量了，需要减少食用。

如果大便和排汗状态容易在吃辣后发生变化，证明“肺”和“大肠”有可能是敏感的或虚弱的。这一时期，建议尽量少食辛辣刺激的食物。

在中国，辛辣口味的代表是“麻辣”，麻辣口味源于花椒和辣椒的作用。“麻”是一种“舌头麻痹”的感觉，而“辣”是一种“舌头发烫”的感觉，二者都属于辛辣口味。这种“麻辣”口味是中餐（川菜）的典型特点，常见菜有麻婆豆腐、麻婆茄子等。

□________ □________ □________

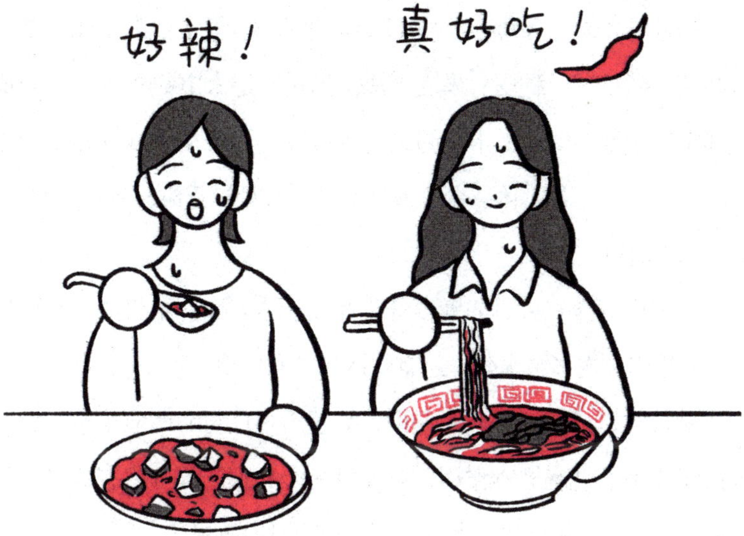

如果吃辛辣食品后感觉精气下降，可以选择酸辣口味的食物。酸味可以调节食品的辛辣度，酸辣汤面就是个例子。

在餐馆吃饭时，可以运用中医学知识，选择符合季节和健康状态的菜肴！

用“隔夜糙米饭”瘦身排毒。

10 月，正是新米上市的时期。白米饭自然好吃，但是为了健康，我建议大家食用糙米饭。

糙米与白米的区别在于“糠”，糙米去糠之后，就是白米。糠，由胚芽、糊粉层、种皮、果皮组成。据说，糙米中约 90% 的营养成分都集中于糠。糠含有丰富的维生素 B 族，而维生素 B 族则影响着人的活力，决定着人体能否高效地活动。长期缺乏维生素 B_1 会导致脚气病大流行。

糙米中还含有大量的膳食纤维和镁元素，因此不仅能控制血糖上升，排出体内多余水分，还有塑造身材的作用。

糙米的口感粗糙、质地偏硬，静置后可以得到明显改善。和糙米搭配的小豆具有排毒作用，对缓解宿醉和预防浮肿都有效果。隔夜糙米饭适合全年食用，尤其是新米上市时口感更佳。

朋友们，参考本周的建议来制作糙米饭吧。趁热用保鲜膜包好，冷却后放入冰箱保存，争取在 1~3 天内吃完，让身体充分吸收营养，保持健康活力！

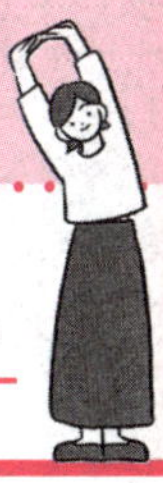

有嚼劲的“隔夜糙米饭”的做法

1 按照“0.1L 糙米：1 大勺小豆”的比例，在碗中加入糙米和小豆，淘洗 3 分钟，让每一粒米都充分“沐浴”，除去米中的杂质。

2 第 2 遍淘洗时，用双手搓洗。

3 用笊篱（漏勺）捞出糙米，放入电饭锅中。按照“0.1L 糙米：1g 盐”的比例加入适量的盐，静置一夜（至少 8 小时）。
※7 月、8 月只能用陈米，盐可以用梅干代替。梅干中的柠檬酸不易损伤身体，还具有缓解疲劳、提升免疫力的作用。

4 启动电饭锅的糙米蒸煮模式。饭熟后，请自下而上地充分翻动米饭。

5 启动电饭锅的保温模式，保存糙米饭。每天翻动一次，在 2~4 天内吃完。

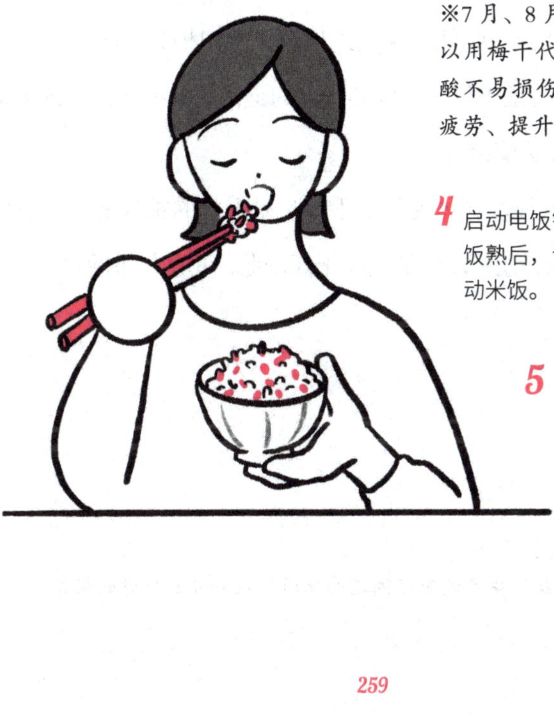

巧用香味，转换心情。

近年来，这期间频繁出现秋雨绵延、金桂重开，秋叶还没来得及变红就开始落叶的奇怪现象，怪异得让人感到不安，又随着日照时间变短，心情也容易变得寂寥起来。

在闷闷不乐时，“香味”可以帮助我们转换心情。中医认为，秋季是属于嗅觉的季节。香味具有刺激肺经，促进气血运行，调理五脏六腑的力量。

在人的五感之中，通过嗅觉获取的信息，会传达至大脑中与感情、本能相关的部分。此外，嗅觉还与记忆密切相关，著名的“普鲁斯特效应”[1]就验证了气味可以唤醒人的记忆这一说法，建议大家灵活运用香味，舒缓情绪。

除燃香和香氛外，身体乳和护手霜也是很好的香味来源。它们不仅可以提供香味，还可以缓解皮肤干燥问题，真是一举两得。

1　普鲁斯特效应，指只要闻到曾经闻过的味道，就会开启当时的记忆。

☐ ☐ ☐

使用香水时，可以根据当天的穿着打扮选择合适的香味。穿红色系时可以选玫瑰味，穿橙黄色系时可以选柑橘味，穿紫色系时可以选薰衣草味等，用颜色来决定香味，对于选择困难的朋友们来说，也是一个好主意。

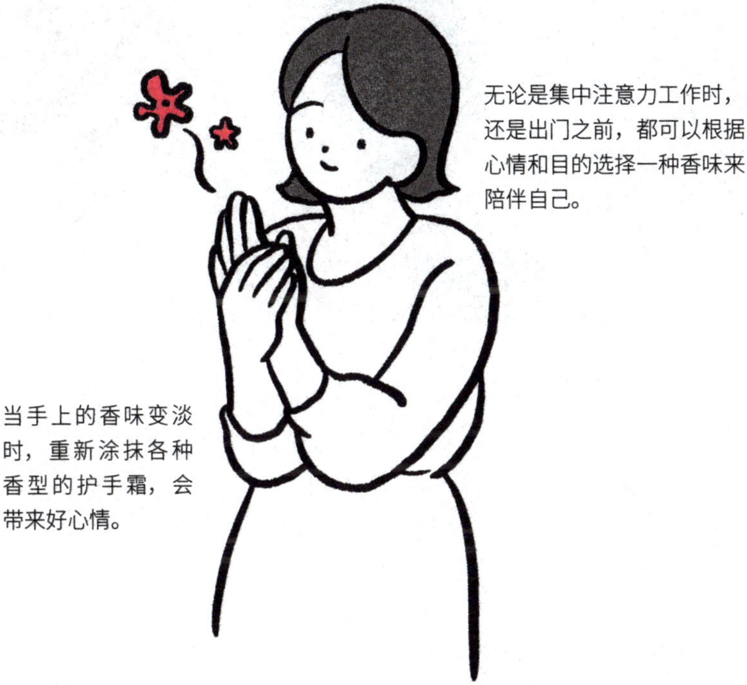
无论是集中注意力工作时，还是出门之前，都可以根据心情和目的选择一种香味来陪伴自己。
当手上的香味变淡时，重新涂抹各种香型的护手霜，会带来好心情。

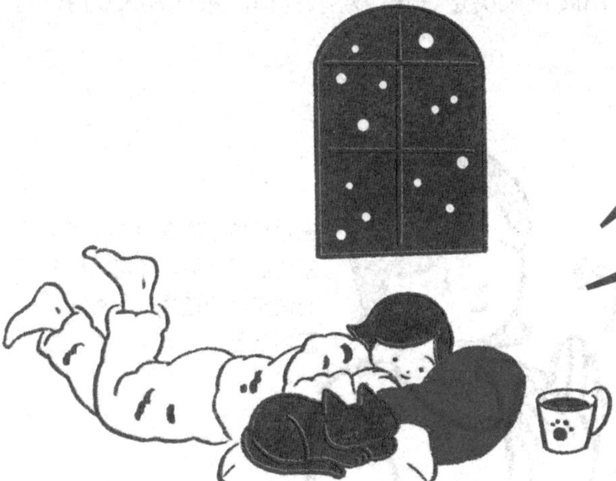

冬

第 6 章

积蓄生命力

预防肾寒，积蓄生命力

冬季养生，以宁静为本。建议大家避免出汗和过度劳累，享受美食、尽情休闲就是最佳的过冬方案。对我们的身心健康来说，冬季是宜“守”的季节。请利用冬季来缓解春夏活动的疲乏，舒舒服服地在家休养吧。

冬季气候寒冷，人体的热量容易流失。为了给身体保温，人体会提升自身的基础代谢。而基础代谢的提升会加快能量消耗，为了减少能量流失，人体会相对应地降低自身的新陈代谢。为了适应冬季的恶劣环境，需要这样的自动调节，但人也容易因此感觉疲惫。和动物会冬眠，蛰伏起来一动不动一样，为了防寒保暖，人体需要充分的休养。这样可以提高生存率，预防身体的过度消耗。

冬季是养“肾”（见第16页）的季节。“肾”有“肾阴”“肾阳”，承担着维持人体阴阳平衡的中枢作用。肾阴为人体水分（阴液）之源，肾阳为人体热量之源。

肾寒会使“肾”功能下降，致使人体衰老。这意味着，肾寒与生命力下降密切相关。因此，冬季养生的基本方针是“补肾”。为“肾”保温，提升生命力，就是冬季健康的秘诀。

要记住，“冬寒可损十年寿”。因此，建议大家尽量选择温热的饮食，远离生冷、寒凉的饮食。从出生到死亡，人的生命力会经历一个由强到弱，逐渐降低的过程。虽说如此，一旦生命力遭遇了大幅损耗，想要恢复如初却是很难的。所以在冬季，我们应该小心维持生命力，确保健康过冬。

读懂肾气失调的信号

我们需要了解肾气失调时身体出现的症状。

首先就是衰老。如果皮肤出现皱纹、松弛，白发骤然增多，就需要引起注意了。在工作与生活中，如果稍微感觉吃力，就请把节奏放缓一些吧。

性激素减少或产生波动时，可能是肾气虚弱的信号。比如，月经失调或痛经等症状严重时，就可能导致女性不孕等问题。

另外，“肾”气不足或减弱也可能引起大小便失禁、头晕眼花、身体疲乏、耳鸣等症状。这种状态被称作“肾虚”。

有以上症状的朋友，请用手触碰身体各部位，确认是否有寒症。腹部、腰部、手脚……如果有一处发凉还算说得过去，要是都存在发凉的话，就要引起重视了。建议即刻开始掌握温热身体的方法，具体请参照本月的每周动静养生习惯。

在冬季，睡觉就能减重

前面我们说过，为了不过分代谢和消耗体力，人体会在冬季降低自身的新陈代谢。同时为了对抗严寒、保持体温，人体会提升自身的基础代谢。这意味着，在冬季，只要我们不过度进食，体重往往会下降。

这一时期，请保持充足的睡眠，以治愈身体的疲惫。一年之中，冬季的日照时间最短。冬夜漫长，刚好适合我们延长睡眠时间。在睡眠过程中，身体也会因基础代谢而消耗能量，轻松实现减重。

当然还需要注意的是，有些人喜欢在冬季熬夜，在熬夜过程中，有的人会吃顿夜宵，这不仅容易使人发胖，还会给胃肠增加负担（见第 152 页）。

本就是瘦型或不易发胖的朋友，请注意在这一季节不要过度减重。过度减重会加重寒症，造成免疫力下降，更容易患上感冒等病症。而那些想要维持体力或增重的朋友，建议多吃肉类，补充能量吧！

11 月

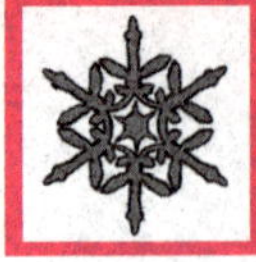

运动 30%

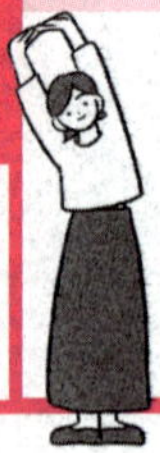

休养 70%

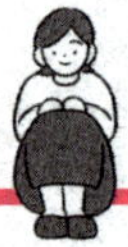

保持体力，应对严寒

◎有意保持体力，动静皆宜有度

本月将“动”养比例设定为 30%，“静”养比例设定为 70%。

由于气候稳定，这个季节我们常会在不知不觉中过度运动。很多人认为 11 月也属于“运动之秋”。然而，从人的身体状态来讲，11 月已经是冬季了，过度消耗体力会损耗人的精气。建议把活动量削减至夏季巅峰时期的三分之一到二分之一可。

至于运动强度，建议大家参考本月的“动”养习惯，每周做一次“轻运动[1]”就足够了。

随着日照时间变短，人的情绪容易受到影响，特别容易感到悲伤。因此，过早进入冬季模式、休养模式也不好。为了保住通过夏季运动得来的肌肉，建议大家在冬季进行一些排汗量较少的运动。

没有运动习惯的朋友，请抱着维持体力的心态，适度地活动身

1　轻运动，指体能消耗少、技术要求低、时间要求松的运动方式。

体。维持体力，就是 11 月的养生主题。

冬季到来后，阴气上升，人们易发冷、易衰老，动作幅度开始变小。因此在运动的时候，请有意识地关注并充分使用脚下的精气。在 11 月第 3 周，我们会介绍一些准备运动，将精气从脚下提升到小腿、再到髋关节。

运动后的放松也很重要。请在运动结束后进行充分的拉伸，再去休息吧！

◎用黑色食品来补充生命力

中医认为，黑色食品具有补充生命力的作用，对“肾”以及骨、脑、耳、头发、二阴等都很有益。所谓“二阴”指的是尿道、生殖器、肛门。黑色食品还有益于保证排尿、生殖、排便等正常生理机能运作。值得一提的是，肾阳具备温热身体的能力，也与排便的控制相关。

鳗鱼和牡蛎（生蚝）都是适合冬季食用的提升精力、补气的食材。在日本，人们常常在夏季的鳗鱼节食用鳗鱼，其实鳗鱼在冬季更为可口，且滋养作用更强。为了在冬眠前摄取足够的营养，此时正是鳗鱼长膘的时候。而牡蛎在 11 月完成了产卵，口感会变得更好。

黑芝麻、黑米、黑豆含有丰富的花青素，具有预防眼部衰老的作用。黑芝麻含有丰富的维生素及蛋白质、亚油酸、油酸等不饱和脂肪酸，可以有效降低胆固醇。冬季适合食用肉类来提升身体的耐久力，但容易造成胆固醇升高。请巧妙利用黑芝麻、芝麻油等改进你的菜单。

羊栖菜、裙带菜、昆布（见第308页）中含有一种叫作虾青素的类胡萝卜素，具有抗老化及预防成人疾病的效果。

◎滋补阳气，提升能量

本月适合滋补阳气，即提升人体的生命能量。人们可以通过穴位按摩和摄取食物中的能量来提升身体的精气。

论滋补阳气的食材，鹿肉绝对是首选，尤其适合女性食用。鹿肉被誉为“女性的最佳补药”，在提升雌激素和改善寒症上效果显著。因为鹿在森林里经常食用橡木的果实，而橡果又含有丰富的蛋白质、维生素、矿物质、膳食纤维，所以鹿肉中富含对女性有益的多种营养素。

虾和羊肉也是提升阳气的食材。烤羔羊肉搭配生姜、大蒜食用，简直不能更美味！

素食主义者，可以食用核桃、栗子等坚果类食物。韭菜也是滋补阳气的好选择。

在本书第 1 章我们讲过，“阳虚型（见第 42 页）”人自出生以来阳气（生命能量）就较弱，从小就极不耐寒。11 月是进入真正的寒冬前的最后一个月，阳虚型的朋友应该抓紧滋补阳气，让身体做好准备，应对严寒。

◎冬季要防寒，时髦又保暖

为了应对寒冬来临，购买防寒物资是本季不可避免的开销。但对于“时尚达人”来说，这也是一个可以尽享“叠穿”乐趣的美好季节。

快快参与商场或大卖场（如奥特莱斯等）的购物活动，开开心心地准备过冬吧！“寒从脚下起”，一双漂亮、温暖的棉靴，既满足了时尚需求，又贴合了健康需要，堪称冬季必备品。请大家根据每年的流行趋势，挑选保暖的过冬服饰吧！

加绒靴子就是冬季的优选。购买时建议买大一号，方便在里面穿一双厚袜子。试穿时可以直接穿着厚袜子去，以便买到尺寸合适的靴子。

◎玩转色彩，是欢度冬季的好方法

饱和度高的鲜明的色彩可以令人心情明朗，而具有透明感的冷色调衣物穿起来会显得很酷。在日本，人们大多喜欢黑、白、灰、藏蓝、茶色等颜色的服饰。冬季，自然界的鲜花本来就很少，所以请大家把自己当作鲜花，用靓丽的颜色去打扮自己吧！不仅是花，青翠的植物颜色也是不错的选择。如果用颜色把上衣、披肩或头部装扮起来的话，受到颜色的感染，我们的生命力也会得到提升。

◎逃离日常去远行，为“心”充电

11 月是气候安定的时期。特别是上旬，适合出门赏红叶或到远方欣赏美景。此时，真正的严寒尚未到来，让我们安排一场舒适、愉快的旅行，暂时脱离日常的烦琐，为身心注入新的力量吧。让我们卸下身上的负担，褒奖一直努力的自己，选择一个理想的旅行地，在日照时间短，太阳能不足的冬季，给“心”充电，也非常重要。离开日常生活的、熟悉的地方，去一个陌生的、崭新的地方，在那里，我们可以吸收和释放与平时完全不同的能量。

旅行计划

目的地:

到达时间:

酒店地址:

酒店附近交通:

第一天

计划品尝的美食:

计划打卡的地点:

Day 2

计划品尝的美食:

计划打卡的地点:

Day 3

计划品尝的美食:

计划打卡的地点:

Day 4

计划品尝的美食:

计划打卡的地点:

食用肉类，提升耐久力。

一年中最适合吃肉的季节到啦！在冬季，寒冷的天气会损耗人体的能量，让我们大口吃肉，为身体保温吧。

在肾气衰弱的冬季，吃猪肉的补肾效果最佳。不知是出于“补充生命力的基本在于补肾”的考虑，还是中国人本来就喜欢吃猪肉，猪肉在中国很受欢迎。据说，过去 20 年里，中国是世界上猪肉消费量最大的国家，猪肉的消费量高达国内肉类消费总量的 60%。

在中医的“五行论”（见第 12 页）中，“肾”属水，具有调整体内“水”的代谢平衡的作用。而猪肉也有调节体内水分的作用。因缺水导致健康问题或有排尿系统相关困扰的朋友，建议积极食用猪肉。

猪肉有梅花肉、五花肉、后腿肉、里脊肉等，而最适合冬季食用的就是猪蹄了。猪蹄有益于人体的营养补给，尤其适合腰腿绵软无力人群或产后妇女食用。

其他肉类也有相应的滋补作用。例如牛肉具有补脾功效，推荐有下列症状的人群食用：四肢较身体纤细、体重在不知不觉间减少、食欲减退、精神萎靡、大便呈泥状等。胃肠虚弱的朋友，请食用油脂少的瘦肉部分。

本周“动计划”打卡

□＿＿＿＿＿＿ □＿＿＿＿＿＿ □＿＿＿＿＿＿

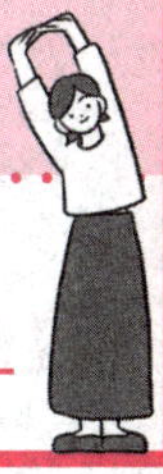

把“又要发胖啦”的罪恶感抛到一边，大口吃肉，给自己的生命力“充电”吧！

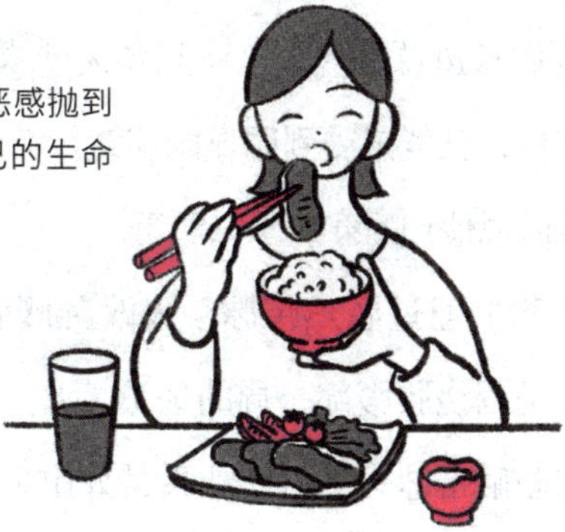

[牛肉]
补“脾”。在健康状况良好时，吃厚切牛肉可起到补血的作用。而健康状况稍差时，吃厚切牛肉反而会给身体造成负担，建议食用“薄切牛肉 + 圆葱”的牛肉盖饭。

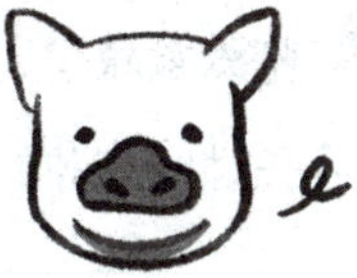

[猪肉]
补“肾”。

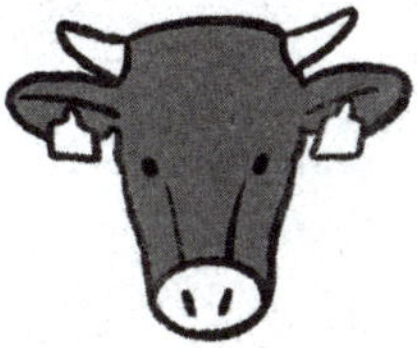

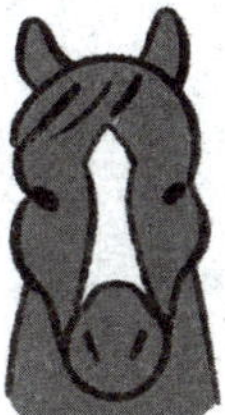

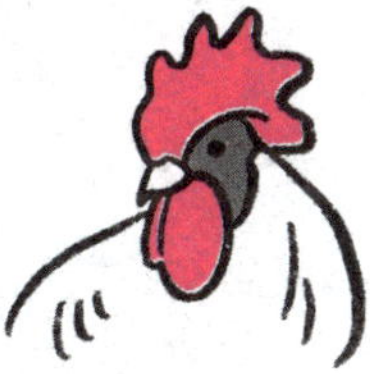

[马肉]
补“心”（见第 172 页）。

[鸡肉]
补“肺”（见第 250 页）。

温热“奇经八脉之带脉”，改善腰腹寒凉。

我们身边总有些人，一到冬天就感觉腰腹发凉，碰一下他们的腰腹部位，就能感受到明显的凉意。在11月上旬就出现这种症状的人，可以说他们的寒症十分严重。

让我们通过温热带脉，来改善腰腹寒凉吧。带脉位于腰带的位置，是围绕腰腹部一周的经脉。温热带脉，可以激活其作用。此外，在碰触带脉一带时，如果某处出现疼痛感，请试着轻柔地抚触或按压此处。

激活奇经八脉之一的带脉，有助于缓解和预防寒冷冬季里可能出现的痛经、月经不调、雌激素减少、严重的慢性腰痛、腰部绵软无力等症状。经常久坐或长时间驾驶的朋友，可以通过这种方式放松身体。

□________ □________ □________

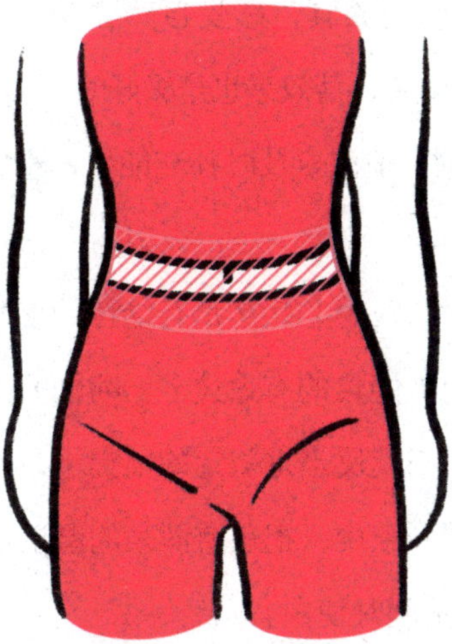

[奇经八脉之带脉]
位于腰腹部位（腰带一圈）。

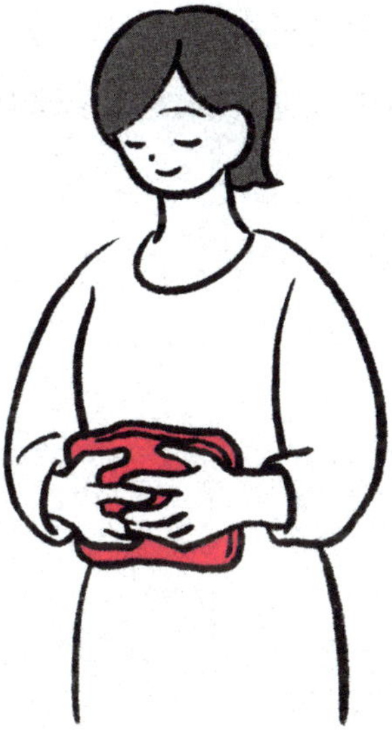

带脉一带发凉的人，请用
热毛巾(见第70页）热敷。

出门旅行时，因地制宜，提升精力。

本月提议大家出门远行，享受当地美食，感受自然美景。当然，就算不能走太远，当日往返的短途游，其效果也是极好的。

11 月是人体精气趋于下降的时期，请注意及时补充能量，避免精气不足。

在旅行地品尝当地、当季的美食，对身心状态都有绝佳的提升效果。泡温泉、饮用泉水都是吸收当地能量的有效途径。喷涌而出的温泉，是大地赋予人类的馈赠。在不违反当地规定的前提下，建议大家装一些当地的温泉水回家。回到家中，把远道而来的温泉水加入泡浴池，或装到喷雾器中在打扫房间时使用。

☐ ________ ☐ ________ ☐ ________

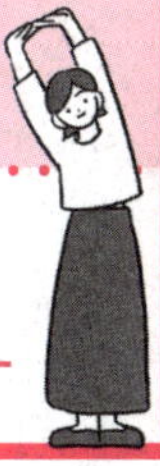

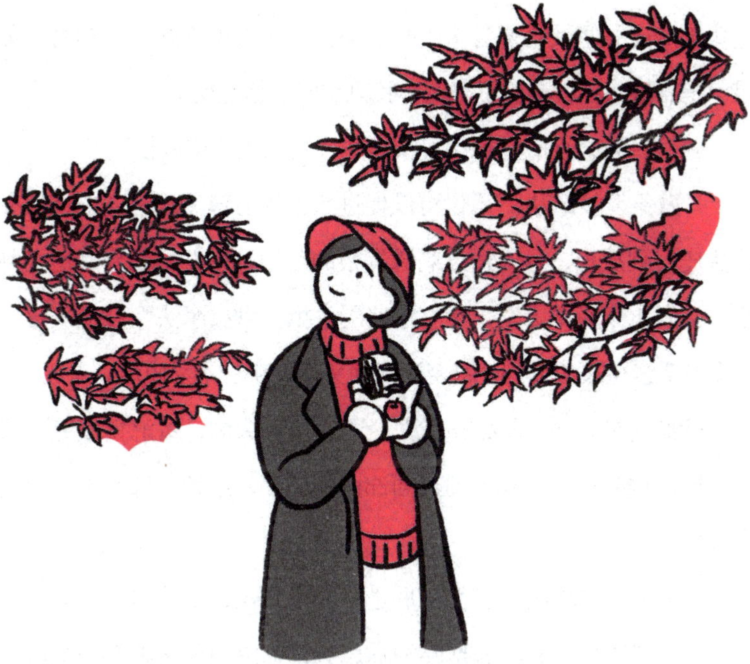

一边享受当地美食，一边欣赏自然美景。

用“揪头发按摩法”放松头皮。

这一时期，受冷空气影响，可能出现头皮发硬、血液循环不畅，而头皮发硬可能引起头痛、耳鸣等症状。当我们触摸头部，感觉头部的皮肤坚硬得像骨头一样，那就是“大事不妙”的信号。如果手指碰触头皮就会感觉疼痛，就更需要引起重视了。

这种时候，采取“揪头发按摩法”可以为头皮放松。

“揪头发按摩法”不仅可以促进头部的血液循环，还能使僵硬的头皮得到放松，具有适度刺激发根的作用。当发根受到良性的刺激，头发也会变得更有光泽。定期用“揪头发按摩法”按摩头皮，有促进毛发生长的作用，甚至还能使头发变粗、不易脱落。

除此之外，“揪头发按摩法”还能预防头痛，缓解视疲劳。而且，通过按摩提拉面部，促进面部血液循环，还具有意想不到的美容效果。

“揪头发按摩法”在泡浴后进行效果更佳，因此请将其安排在夜晚的放松时间进行。按摩结束后，头部的疼痛和疲惫得到缓解，能达到安眠的效果，帮助我们迎来舒畅的明天。

☐________ ☐________ ☐________

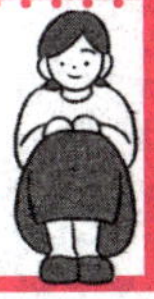

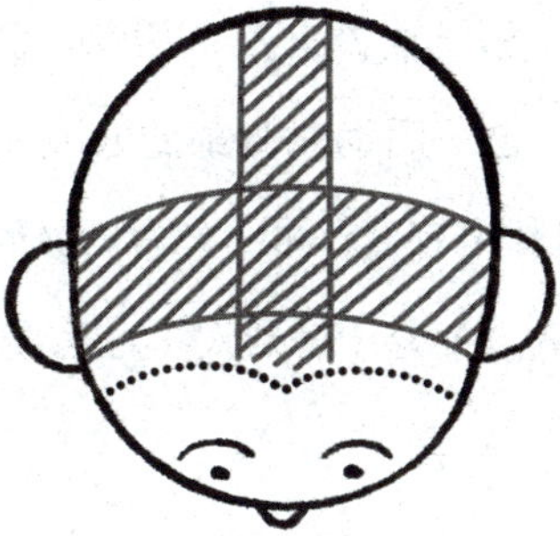

揪头发按摩法

以发际线（头发的边际线）和头顶的百会穴为中心，将图示斜线范围内的头发拨开，揪住。

1

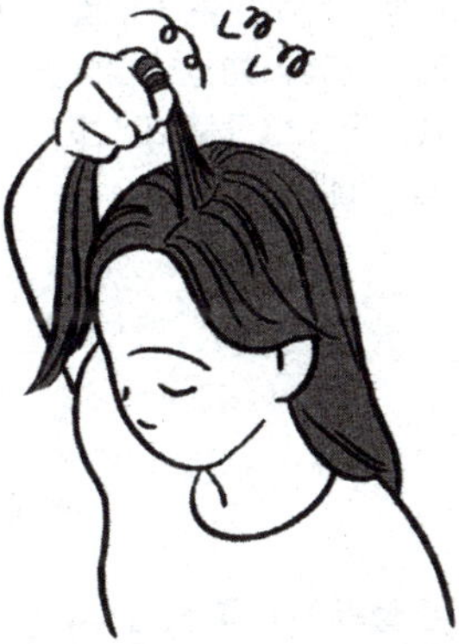

揪起一束头发，卷在手指上。

2

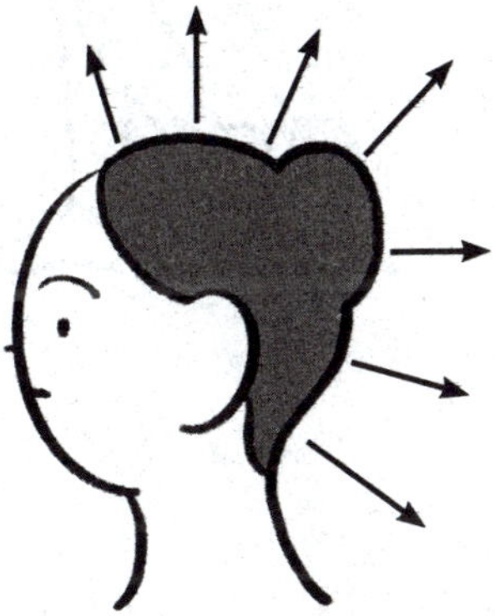

沿着圆圆的头部，向图示箭头方向轻轻地揪、拽头发。

※ 实际操作时，请在披散头发的状态下进行。

为“精从足下生”做准备。

本周介绍的是为激活脚下精气而做的准备活动。例如，通过刺激八风穴，促使精气上行，这一活动对脚部的寒凉和浮肿都很有效；拉伸胫骨前肌，增强身体柔韧度，可令你做劈叉的动作更容易；刺激位于肝胆经络上的穴位，有益于提升人体的运动能力。

1

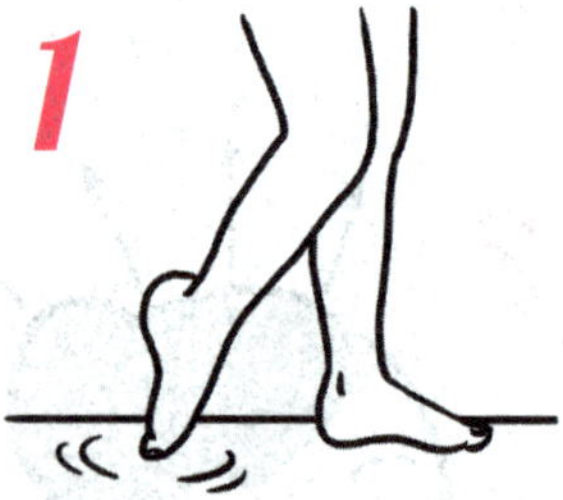

刺激八风穴，促进精气上行。
脚尖着地，使指甲贴于地面，以脚尖为轴心旋转，充分放松脚趾。有意刺激八风穴（见第198页），效果更佳。双脚轮流进行。

2

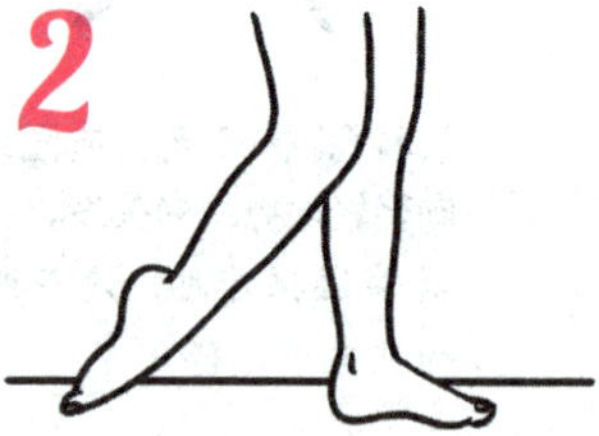

拉伸胫骨前肌，增强身体的柔软程度。
一只脚向后伸，使指甲贴于地面。再轻轻向胫骨前肌转移重心，拉伸身体。这个过程一定要充分拉伸脚腕到胫骨前肌部分。

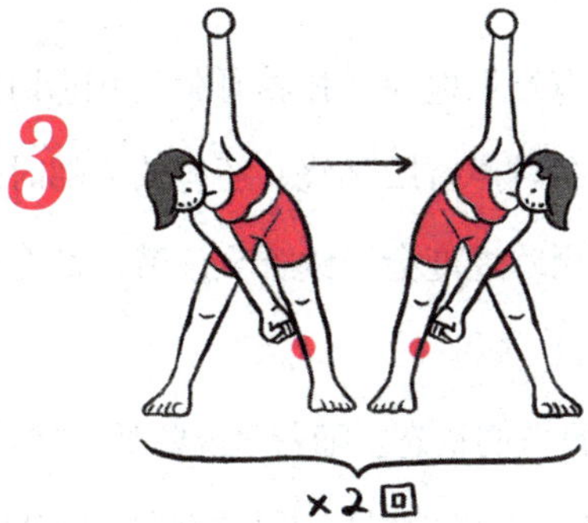

有节奏地刺激肝胆经络。
双脚张开，比肩稍宽，双臂平举，呈 180°。双手轻轻握拳。用小指一侧有节奏地叩击穴位。
尽量伸展肘部，用右侧拳头轻叩击于左小腿内侧中央部位的中都穴，然后反方向做同样动作。重复以上动作，其间挺胸，双臂保持 180°。

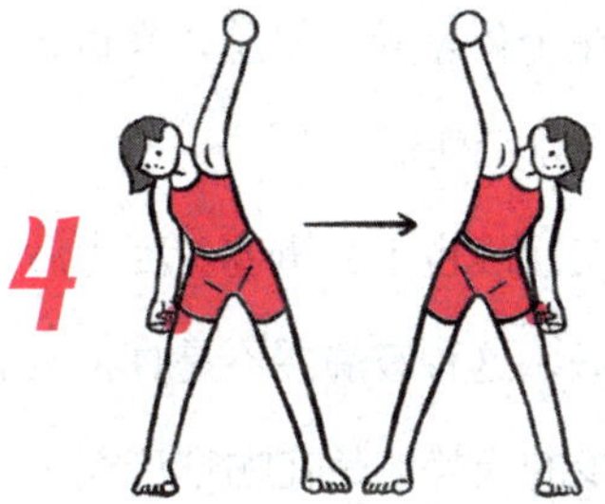

用右手叩击右侧的风市穴，反方向做同样动作。

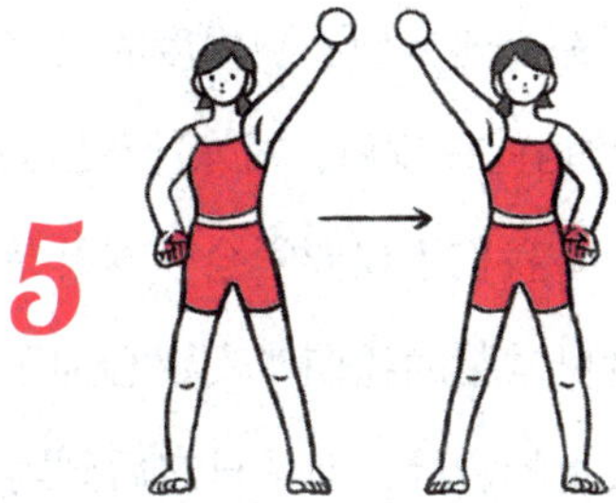

右手叩击右侧环跳穴，左侧叩击左侧环跳穴。重复步骤 3~ 步骤 5，8 次为 1 组。穴位的位置请参考图中标识。

享受寂静，保护听力。

进入冬季后，请有意识地为“休养耳朵”创造时间。有的人在工作中无时无刻不被各种声音所环绕，还有的人随时随地离不开耳机、耳麦的陪伴。但用耳过度会导致听觉疲劳，甚至可能引发听觉受损。

耳朵可以反映出肾气的状态。随着气温降低，“肾”开始变冷，人的听力也随之下降。年轻人可能不易察觉到耳朵的疲惫，但压力、寒冷和过度用耳，都有可能导致耳朵出现不适感。这种不适感有时不会体现在耳朵上，而是表现在其他地方，比如出现头晕、目眩，头部一动就想呕吐等症状。

中医认为，女性健康美的巅峰时期是 28 岁。无论是谁，到了 35 岁都会感觉到不同程度的衰老。虽然存在个体差异，但总体来讲，女性在 35 岁后，对寒冷和压力的承受能力都会变弱。

我们不仅要学会休养耳朵，学会享受寂静也十分重要。因为后者可以帮助我们“安定心神”。严格来讲，这种寂静并不是真正意义上的寂静，而是早起后到附近寺庙散步的寂静，是在咖啡店读一本书的寂静。这也是当下“咖啡书吧”正在悄然流行的原因吧。

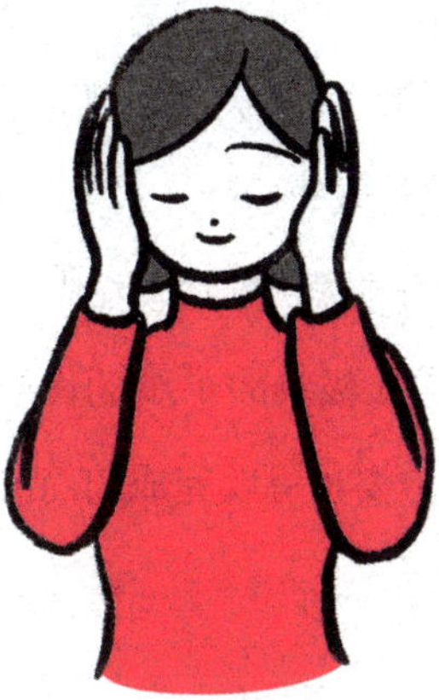

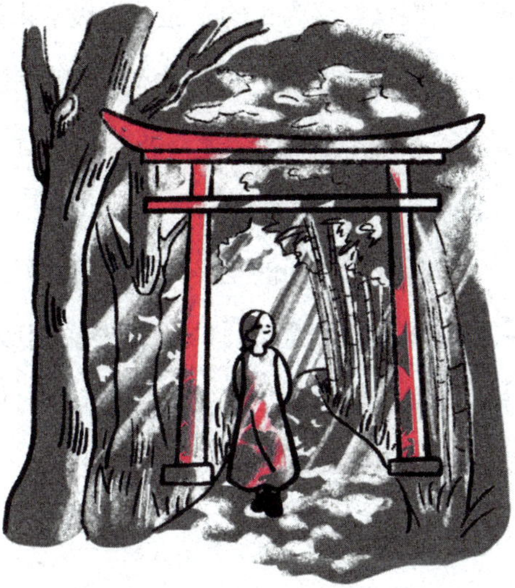

享受属于自己那份“静寂”和“虚无”，五感会因此变得更加敏锐。
让我们在四季的轮转中，感受穿梭而过的时光。
清晨的寺庙里传来扫地的沙沙声、婉转的鸟鸣声和树木的簌簌声，去感受那些微弱的声音吧，那是属于你自己的“虚无”。
那份松弛感和舒适感，你值得拥有。

保持坐姿补精气：“太极拳式拉伸操”。

在中国，太极拳是一种常见于公园甚至工作场所的日常运动方式。人们以保健为目的，通过太极拳来调整运转于体内的精气。中医学中有一种运用手法来刺激穴位的治疗方法，叫作“推拿”。推拿与太极的不同之处在于，推拿以治疗为目的，而太极以保健为目的。但二者的共同点也不少，比如都可以调整精气的运行。

本周我们学习的是，可以自我调理精气的“太极拳拉伸操”。它虽然不是真正意义上的太极拳，但吸收了太极拳的不少动作要素，对保持体力非常有效。这是工作时保持坐姿也可以完成的简单拉伸操，快来试试吧！

本周“动计划”打卡

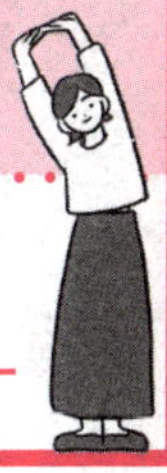

□______ □______ □______

太极拳式拉伸操

1

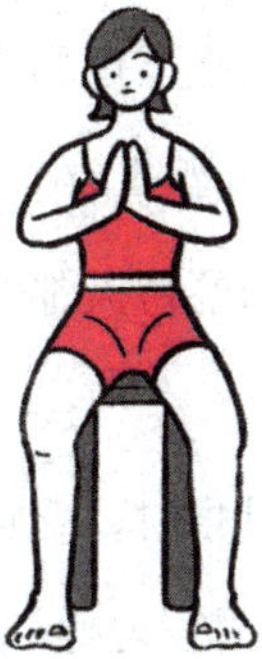

将臀部搭坐在椅子上，屈膝成 90°，脚心落地。双手合十，十指紧贴，置于胸前，有意识地沉肩，深呼吸数次。

2

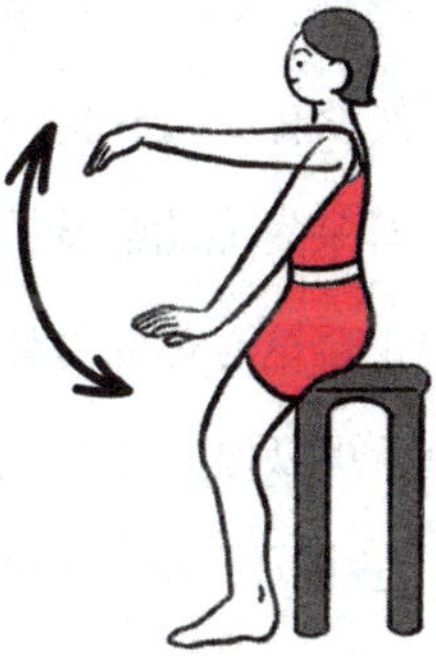

双手下落，掌心向下，一边吸气，一边抬高双手，与身体成 90°。一边吐气，一边将双手缓缓降至膝盖处。重复以上动作，保持腕部柔韧。

3

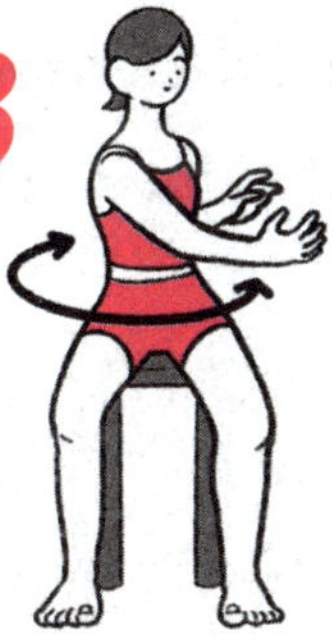

在胸部、肚脐周边做“抱球”动作。用自己的精气制造“元气弹”。扭动身体，“抱球”到侧腹部，左右扭动数次。做动作时，有意识地关注奇经八脉之一的带脉，效果更佳。

用“折耳按摩操”促进血液循环。

本周我们来介绍按摩耳朵的方法。按摩耳朵会促进耳朵周围的血液循环，起到改善耳鸣、头痛、颈部疼痛、面部浮肿和气象病的作用，还有令人期待的美颜效果。即便没有那么严重的症状，它对无精打采、没有干劲、思维涣散、视线飘忽等问题也有改善作用。

有以上症状的朋友，建议不只是本周，而要每天都做到充分休息，要坚持做“折耳按摩操”。

另外，如果你在碰自己的耳朵，特别是耳根时，感觉很凉，那么即便没有什么不适，也建议立即开始做“折耳保健操”。

耳朵发凉的症状持续一天也许不算什么，一旦形成慢性症状就麻烦了，这时你的身体也许就会出现前文提到的一些严重症状。刺激耳朵可以促进代谢，因此感觉寒冷时就做起来吧!

在中国，通过耳朵的穴位来治疗疾病，是一种医学方法。因为耳朵上穴位众多，所以这种方法常用于血液疾病或慢性病的治疗。与其说这是一种治疗方法，不如说是一种保健方法，总之它对健康是非常有益的。

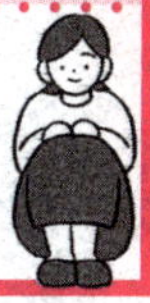

□________ □________ □________

折耳按摩操

1

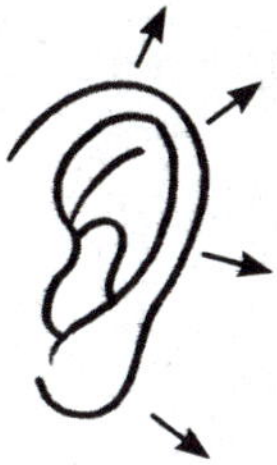

如图，将耳朵四等分。轻轻掐住耳朵，依次向图示四个箭头方向拉拽。

2

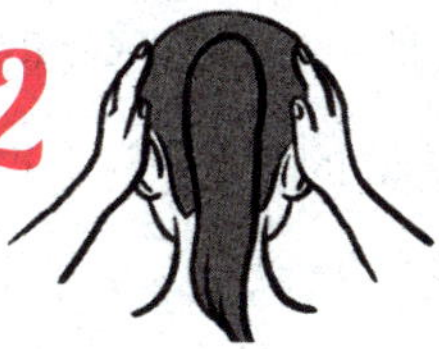

将耳朵折起。以鱼际穴为中心，用拇指根部按压耳朵根部 10 秒。这看起来好像用双手夹住了面部。其间，一边舒缓地呼气，一边按压。

3

[完骨穴]

位于耳垂后方，乳突的后下方凹陷处。

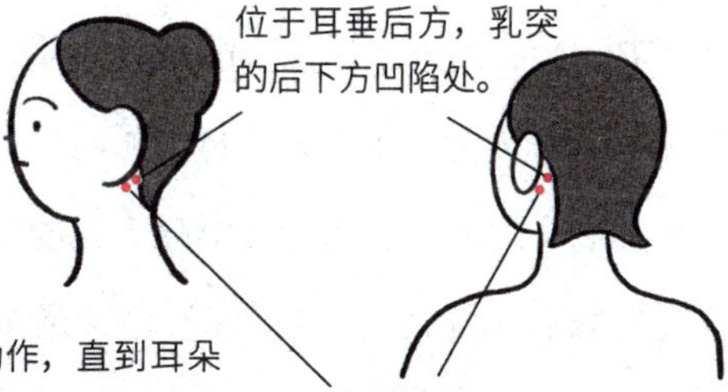

持续以上动作，直到耳朵发烫。效果不明显时，建议加大力度按压完骨穴、医风穴。

[医风穴]

位于耳垂后方，乳突与下颌角之间的凹陷处。

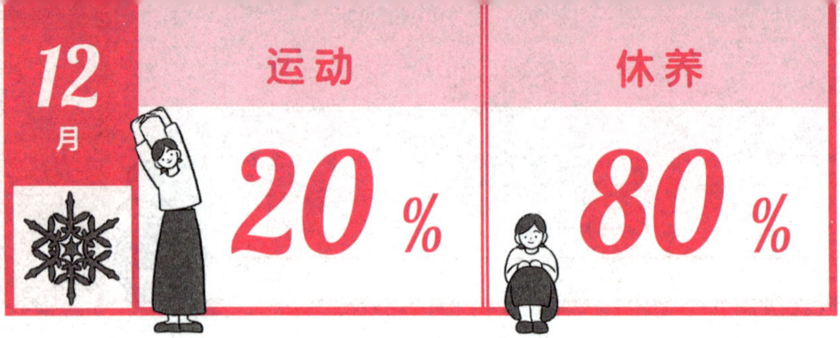

日落后，宜静养

◎避免夜间运动，尽早回家休息

12 月的冬至[1]节气，是一年中日照时间最短的时候。这天，每个人都能清晰地感知到冬天真的来了。这一时期，人们在日落后都会自然而然地想要早点回家，所以此时正是丰富居家生活、增添居家乐趣的好时机。

本月要进一步提升“静”养的比例，建议增加到 80%。与“静”养相对，建议“动”养的比例设定为 20%。只要在阳光充足的日子实践本月的“动”养习惯，就能保证这 20% 的运动量。运动强度，请以“不出汗”为标准。因为在冬季，人体为了对抗寒冷会损耗大量精气。而出汗时，毛孔的舒张、闭合会消耗人体能量，使身体变得虚弱。如果毛孔舒张后不能闭合，“风邪”就会通过毛孔侵袭人体，导致感冒。

1　冬至，一般在 12 月 22 日前后。

12 月，阳光下活动的时间最短，有的人会选择夜间运动，但请避免这种情况。要记住，运动要安排在白天，夜间要充分休息。

关于白天运动、夜间休息的建议，可以用“卫气”的观点来详细解释。

在第 4 章（见第 216~217 页）我们介绍过，最接近西医“免疫力”概念的，就是中医所说的“卫气”。卫气来源于饮食，作为一种健康屏障，能够保护身体不受外界环境的影响。卫气笼罩着人体的皮肤，运行于体内的五脏及全身，掌管着毛孔与汗腺的开合，具有调节体温、滋润皮肤和体毛的效用。

日出后的整个白天，卫气会在体表打开屏障，保护身体不受邪气（病毒、细菌等致病因素）侵扰。日落后，夜幕降临，卫气使毛孔闭合，潜伏在体内，为脏腑保温。也就是说，夜间人体的免疫力会下降，无法抵御从体外侵袭而来的“邪气”。所以，“晚上参加酒会、聚餐会增加患感冒的风险”的说法并不是无中生有，是可以通过中医学理论来解释的。如果在夜间运动，排汗会令毛孔舒张，因此，如果无法避免，请务必注意添衣。同理，夜间劳动也会有同样的问题，建议尽可能避免。特别是暴露在寒冷空气中的体力劳动，会导致生命力降低、体寒，容易引发疾病，更加要避免。我们需要对冬季有明确的认知——这是一个需要多加保重的季节。卫气并非 12 月专属的概念，而是贯穿于全年的概念，但在日照时间变短的寒冷时期，尤其是 12 月、1 月，要特别注意，所以要特别注重夜间休息。

◎温热腹部，安度新年

到了 12 月，我们进入了与寒冷正式交战的时期。受寒邪（见第 19~20 页）影响，人体不仅会感觉到外界的寒冷，在吸入冷气后，身体内部也会降温。

随着新年、圣诞节及其他冬季节日的到来，人们在外聚餐、喝酒的场合也增多了。此时建议在席间尽量少喝冷饮、少吃蔬菜，因为这期间摄入寒凉饮食会让身体越来越弱。这一时期最重要的是，保证五脏六腑不着凉。

如果五脏六腑着凉，即使没有发热等感冒初期症状，也可能出现突然腹痛、腹泻、呕吐等与肠胃相关的症状。这种情况最容易发生在身体着凉、体力下降的人群身上。除了腹泻之外，还有脉搏缓慢[1]、手脚冰凉等症状。

12 月、1 月需要十分警惕这些情况的发生。这里向大家介绍三种预防措施作为参考：一是食物在加热后食用，二是用餐前先喝一碗温热的大酱汤或其他汤，三是食用当季特有的食品。

1　编者注：一般来说，人在疼痛时脉搏会变快。但在突然出现疼痛症状时，脉搏却是缓慢的。

◎ 12 月是落枕多发期

生活中总会有感到生活压力的时候，特别是经济压力，常常压得我们抬不起头。

在过去，12 月作为一年中最后 1 个月，往往是结款集中的时期。

而在现代，12 月也是收尾和决算工作集中的时期，容易使人产生额外的压力。这一时期开销增多，总会有意料之外的支出。这些压力有可能导致落枕、脱发。

另外，来自忙碌生活与工作上的压力，加上寒冷的天气，也会使脖颈变得更加脆弱，从而更容易发生落枕。拂晓时分，气温下降，翻身次数减少，头部、颈部暴露在被褥外面，也是导致落枕的原因之一。关于预防落枕的方法，我们会在 12 月第 2 周进行详细介绍。

刺激臀部下方的承扶穴，有节奏地步行。

进入冬季后，髋关节的动作变小，步幅变小，步行速度变慢。通过富有节奏感的步伐，来提升因严寒下降的精气吧！如果因为寒冷而蜷缩着身体小步前行，不仅不会提升精气，而且毫无保健效果。

请尝试一边用双手“提起”两侧的承扶穴，一边步行。这样一个刺激穴位的简单动作具有神奇妙用。做动作时，有规律地喊着“1、2，1、2”的口号会更有效。

如果有和他人一起步行的机会，可以“提起”对方的承扶穴（距离自己相对远的一侧），也可以请对方“提起”自己的承扶穴。

两个人一起步行，会比一个人步行更快。两个人一起操作时，接近于“搂着腰”步行的状态，请和关系亲近的亲友练习起来吧！如果感觉承扶穴的动作不方便，围绕仙骨进行练习也有效果。

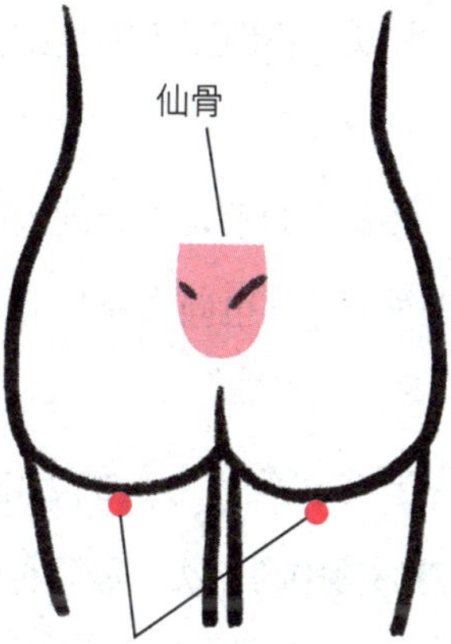

[承扶穴]
位于臀部横纹线
的中央下方。

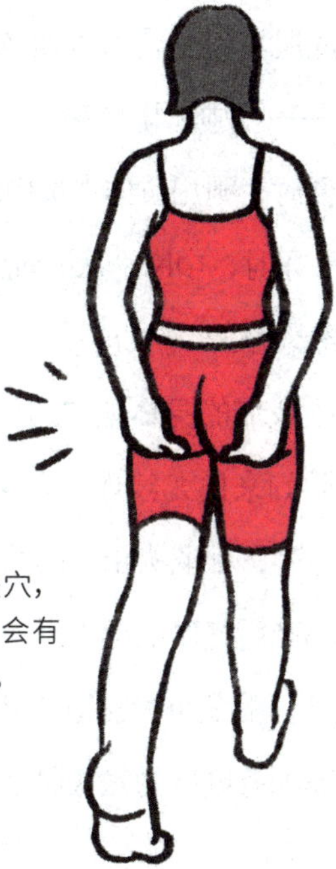

用双手按着承扶穴，
有节奏地步行，会有
提升精气的效果。

用“中断排尿法”，锻炼盆底肌。

随着年龄增长，人体的腿部肌肉逐渐衰弱。对于 70 岁以上的老年人来说，我们的肌肉尚且健康、紧实。但是和 20 岁左右时的自己比起来，肌肉显然变得松弛、薄弱了。所以，不要因为腿变细而盲目地感到开心哦，因为这并不一定是一件好事。

因年龄增长而衰弱的肌肉中，变化最显著的就是大腿的内收肌群和盆底肌。特别是盆底肌的锻炼十分困难，这里向大家推荐一种好方法——“中断排尿法”。

小便时，利用肌肉力量中断尿液，将排尿过程分为 2~3 段完成。刚开始排尿时，中断一次，而后继续，然后再中断一次，最后将剩余尿液全部排净。

为了我们的身体能“青春常驻”，盆底肌的保养必不可少。盆底肌对孕妇来说尤其重要。孕妇能否安稳地支撑住腹中的胎儿，能否顺利生产，都取决于她的盆底肌状态。“中断排尿法”还非常适合那些担心产后健康状况下滑，或行动不便、体力不足的人群进行。

此外，唱歌也能够锻炼盆底肌。因此，“歌唱达人”或“麦霸”们大概率拥有健康的盆底肌哦。

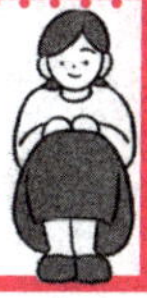

随着年龄增长容易衰弱的肌肉

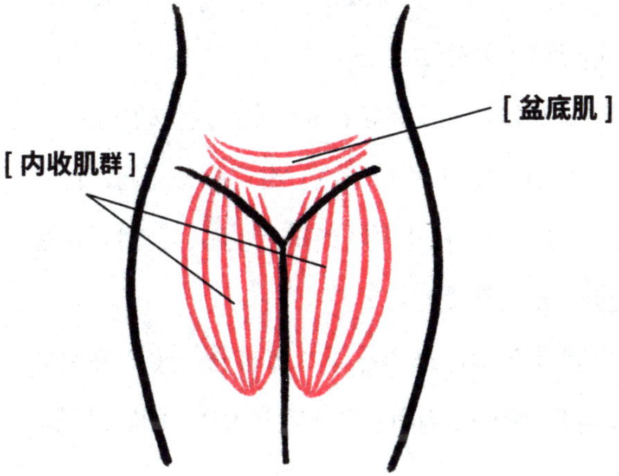

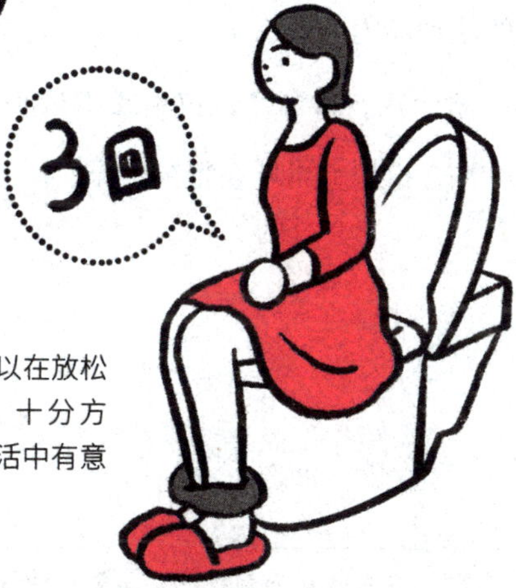

这不是运动，所以在放松时更便于练习，十分方便。请在日常生活中有意识地练习吧。

用“暖贴”温热穴位。

天气越发寒冷了。外出时，在外套内侧贴上暖贴可以起到御寒的作用。户外运动时，则可以在热身阶段在运动服内侧贴上暖贴，从而使身体更柔软，运动时不易受伤。

本周外出前，请在穴位附近贴上暖贴，充分激活穴位的作用。

身柱穴、神道穴、至阳穴，大致位于左、右肩胛骨之间，对提升人体的心肺功能非常有帮助。在这里竖着贴上暖贴，会起到调整呼吸、安定精神、提升肩部灵活度的效果。

筋缩穴，位于肩胛骨下侧边缘再往下 2 节椎骨处（请参照图示）。以肩胛骨稍微偏下的背骨[1]为中心贴上暖贴的话，能够增强肌肉的活动能力。

命门穴、肾俞穴，位于腰围最小处（最下方的肋骨下侧）。把暖贴贴在这里，可以在精神不振、严寒加剧时为我们提供活力。

1　背骨，在人体第七颈椎棘突与第一胸椎棘突之间（大椎穴）的部位。

□________ □________ □________

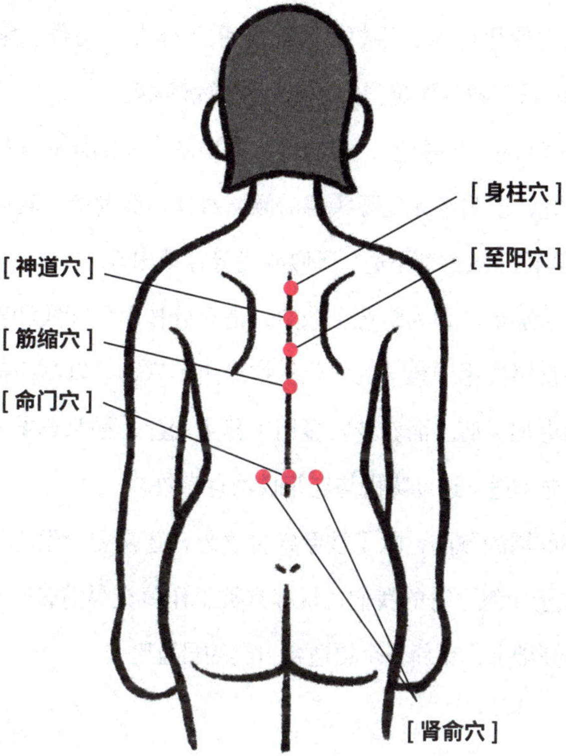

使用暖贴时，可以贴在以上穴位。这样，既保温又保健，真是一举两得！

按摩手部穴位，预防颈部问题。

受寒冷天气和工作压力的影响，这一时期是颈部问题高发期。特别是经常使用电脑、手机，或忙于手工作业、写作、家务的人群，他们的颈部和身体前侧最容易出现酸痛症状。

想要确认颈部的状态，请试着背靠墙站立。如果肩部碰壁但头部没有碰壁，证明身体呈现头部前倾、身体微微前缩、轻微驼背的状态。这可能导致颈部不适、呼吸吃力等症状出现。

在症状加重前，为防患于未然，请充分按摩鱼际穴和养老穴。鱼际穴是直接作用于颈部的穴位。按摩鱼际穴，可以减少痛感，使颈部活动更加灵活。而养老穴多用于养生治疗，按摩养老穴对肩颈部的疼痛与不适、运动障碍与老花眼均有疗效。

颈部问题的预防，除了按摩穴位之外，还需要警惕心理压力。12 月，忙于年终事务的我们，日程常被工作填充得满满当当。在考虑体力的基础上，更新一个更适合自己的日程吧。

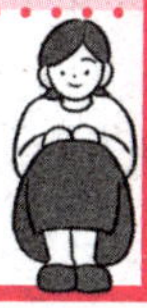

有助于祛除颈部疼痛的穴位

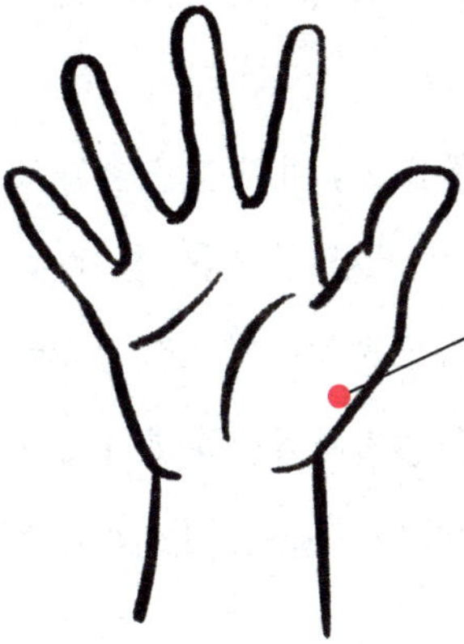

[鱼际穴]

位于拇指根部，手掌与手背交界处。

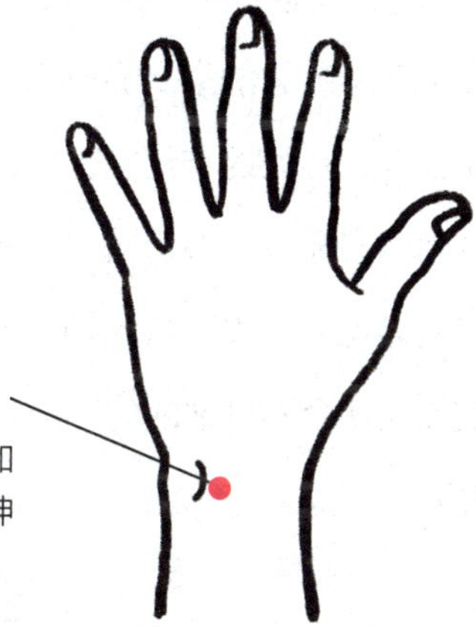

[养老穴]

位于手背部，无名指和小指之间向手腕的延伸线上的骨突内侧。

一边大口呼气，一边双手交替地按摩以上穴位，每次按摩 10~60 秒。

用“万能穴”提神，消除无精打采。

在滋补阳气的穴位中，合谷穴可谓代表性穴位。在感觉“冷得一动也不想动”“无精打采”“想要精神焕发”“有气无力”的时候，就用合谷穴来提神吧！

请大家参考上图，按摩合谷穴。具体操作为：用手按压合谷穴1次，同时大口呼气1次，重复以上动作3次，然后换手按压。直到按压合谷穴时，没有疼痛感才停止。但身体状态欠佳时，合谷穴的疼痛感可能不会因此减轻，所以还需要避免过度按摩。需要注意的是，按压时疼痛感越强，越要大口、舒缓地吐气。以上为1组动作，每次做3组，感觉舒适后方可停止。

除了以上提到的作用，合谷穴还具有提升面部血流、缓解视疲劳、促进鼻子通气等多重功效。此外，它在美容养颜、提升身体灵活度、恢复视力、改善自主神经紊乱等方面也有效果。合谷穴可称得上是现代社会不可或缺的“万能穴”，请大家一起来体验它的神奇功效吧。

□________ □________ □________

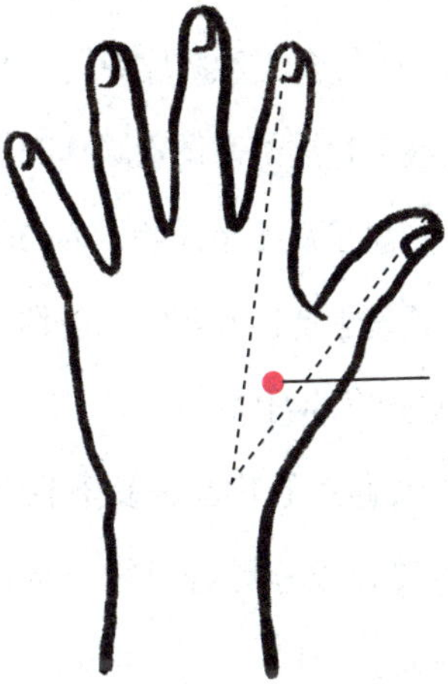

感冒初期，出现头痛、流鼻涕、视疲劳、牙痛等症状时，请轻柔地按摩合谷穴。

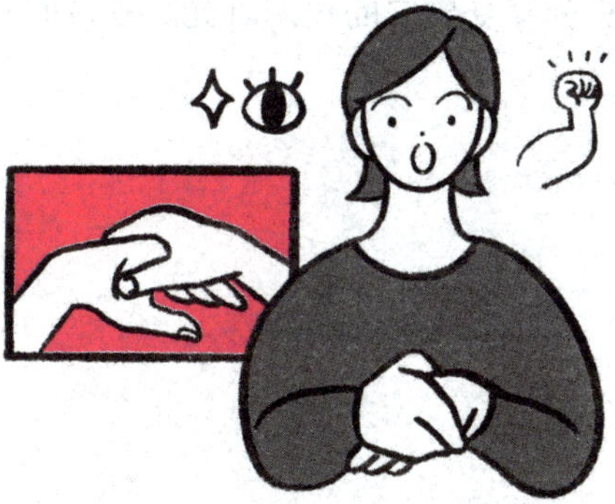

红色花朵与蜂蜜柚子茶给予的轻松惬意。

本周即将迎来冬至节气。东方哲学认为，一年中日照时间最短的冬至，是“阴气最盛”的时期。从这时起，阳气会“触底反弹”，开始逐渐增多。人的活动与气候密切相关，很多时候都遵循着同样的规则。在中国，有“冬至一阳生”的说法，意思是从冬至开始，人的阳气开始逐渐回升。我们在此时需要做的，就是创造提升阳气的条件。在日本，有在冬至喝南瓜茶、柚子茶来滋补阳气的习惯。

本周，让我们利用一些红色的或充满春意的物品来提升阳气吧。此时，正是进补的良机，饮食中的营养成分更容易被身体吸收。用红色花朵装饰环境，也有绝佳的效果。

晒太阳也是个好主意。因为冬季的主题仍是休养，所以建议大家充分享受放空的休闲时光。冬日的午后，舒舒服服地晒晒太阳吧。

□ ______ □ ______ □ ______

将做好的蜂蜜柚子茶放入
保温杯中，随时饮用。

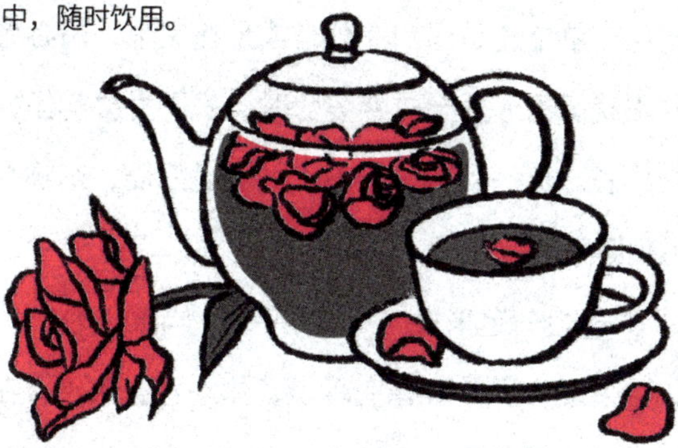

蜂蜜柚子茶的做法

1 取柚子 1~2 个（根据大小酌情决定），清水洗净，切开。向保温杯中注入 350mL 热水，挤入柚子汁。

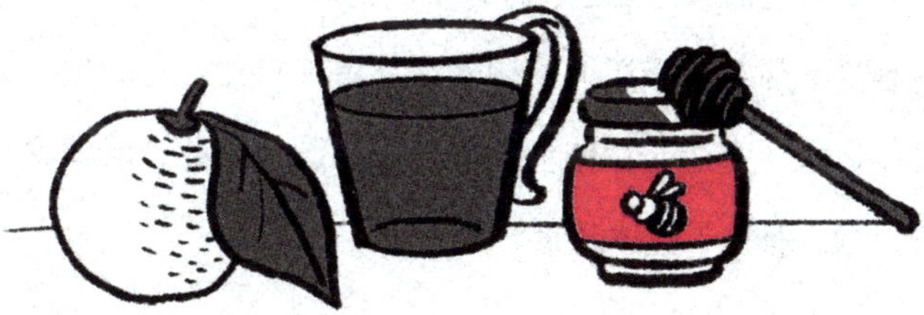

2 根据个人口味添加适量蜂蜜。推荐比例为“350mL 水：1~2 勺蜂蜜”。建议先添加 1 勺，品尝味道后再酌情添加。

改善驼背，做“不要不要”体操。

这一时期，天气寒冷，越来越多的人会下意识地蜷缩身体、弓腰驼背。无论在单位还是出门在外，或是在家里，想必大家都有过背部不适的困扰。当人处于驼背姿势时，肩胛骨会前倾，左右肩胛骨的间距会拉长。这一姿势会压迫人的五脏六腑，影响其运行，从而引发一系列健康问题。

所以，让我们一起来做“不要不要”体操，为自己解压吧！做完后，你会发现，不仅身体变暖了，体态也有改善，在工作和运动中的表现也越来越好了。这是因为在锁骨和肩胛骨的周边有着许多经络，所以只要改善肩胛骨的状态，就能立竿见影地温暖全身。又因为肩胛骨的喙突位于胸部上侧、锁骨附近，而锁骨和肩胛骨在身体前侧以关节相连，所以当我们活动肩胛骨时，锁骨也会跟着活动，身体前侧的状态也会随之得到改善。

“不要不要”体操还能使颈部活动更加自如。人的颈部集中了十二经络以及（起源于生殖器的）任督二脉。因此，活动颈部会激活全身经络，有益于身体健康。

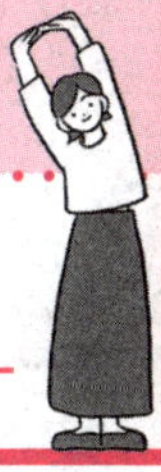

“不要不要”体操

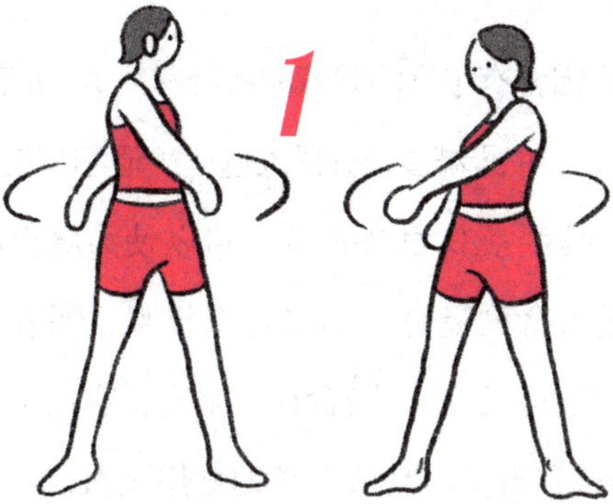

放松手脚。

左右扭转身体。手臂随着身体扭动而晃动。这动作就好像是小孩子在说“不要不要”，或像我们提着水桶向后泼水的动作一样。如果出门在外时进行，可以适当减小动作幅度。当时间、场地允许时，建议加大动作幅度。

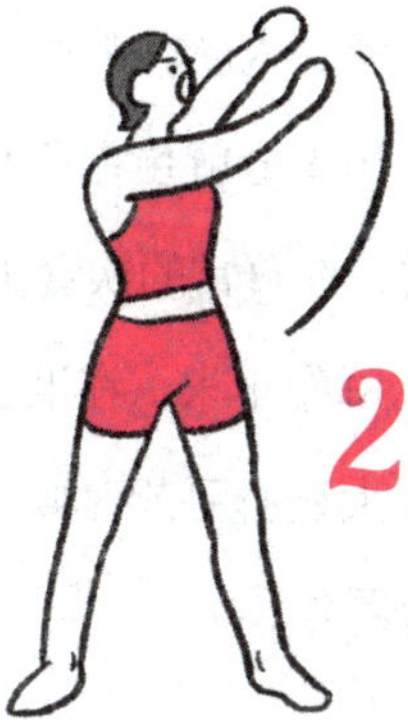

“压力山大”时，做动作可以大声喊出“不要！”“我不喜欢×××！”“走开！”这类话语，“语言＋行动”的组合会令解压效果更佳。一边大声宣泄，一边活动身体，运动效果会翻倍哦！

用昆布[1]出汁[2]呵护腹部。

中医认为，昆布等黑色食物具有补充生命力的作用（见第269~270页）。

从营养学角度来看，昆布因含有丰富的谷氨酸而具有鲜美、醇厚的味道，令人回味无穷。此外，有助于减少盐分摄入也是其显著优势。

昆布中富含维生素 B_1、维生素 B_2 和藻朊酸，可以使大脑更灵活、身体更健康。同时，昆布含碘量高，不仅对甲状腺、咽喉有益，还有预防感冒的作用。此外，昆布的膳食纤维丰富，有助于改善小肠、大肠、胰脏的功能，具有排毒功效。长期食用昆布，可以激活用于分解蛋白质和糖分的酵素，提升消化能力。建议大家根据需要，在日常的饮食生活中加入昆布丝和山药昆布吧。

每到年末，在准备跨年要吃的荞麦面和丰盛的年节饭时，也是出汁大显身手的时候。希望大家能在年末时分，美食与健康两全，欢喜跨年！

1　昆布为集合名词，指海带科的多个物种，其中“真昆布”及其变种就是中国人日常食用的“海带”。

2　出汁，指日本料理中的基础高汤，一般以昆布和木鱼为原材料熬制而成。

□________ □________ □________

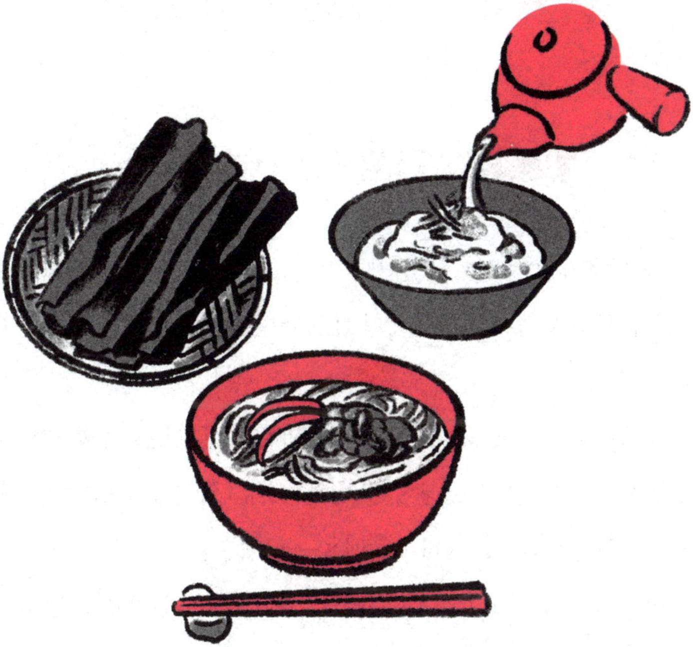

昆布出汁本身就是一道美味，将昆布和木鱼、飞鱼一起熬制成出汁也很常见。出汁不仅可以直接饮用，还被广泛运用于各种烹饪之中。比如味道可口、容易消化的高汤茶泡饭就十分值得推荐，尤其适合在身体不适的时候食用。

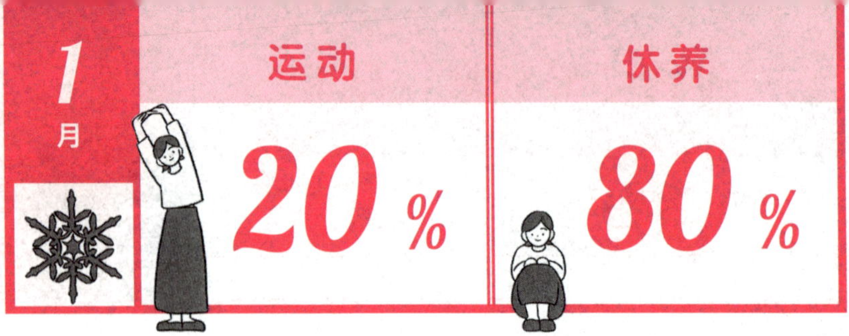

量身定制合理的新年计划

◎ 1 月，请延续 12 月的生活方式

1 月的养生法与 12 月的差别不大。在延续 12 月养生习惯的基础上，请根据个人的身体状况，针对需要关注的症状，去实践 1 月的养生习惯吧。

冬季的到来，会加速人体衰老的进程。可以说，冬季和夏季是高龄老人、患有重病的患者去世的高峰期。只要能安然度过 1 月，那么在夏季到来之前，就可以暂时松一口气了。

和 12 月一样，1 月“动”养与“静”养的比例依旧为 20% 和 80%。同样，本月只要能做到在阳光充足的日子活动身体，实现这一目标就不是问题。

如果过分注重“静”养，不充分活动身体，就有可能导致身体僵硬、体力不足的情况发生。尤其是长期伏案工作的朋友，这一时期的日均运动量可能近乎于零。所以建议大家开展一些居家运动项目，或在散步时练习快步走，设法通过适当的运动，使体力维持在一个稳定的水平。

然而，就算在 11 月、12 月得到了充分的休息，到了 1 月，岁末年初的繁忙依然会给身体带来或多或少的损耗。所以，当我们感觉疲惫时，就积极地为自己创造休息时间吧。

◎用春季的先行养生法来调整雌激素

1 月是一年中最寒冷的月份，也是身体最容易出问题的时期。人的生命力与“肾”密切相关，“肾寒”会引发女性月经不调等各种问题。

中医推崇的最佳养生方法是：提前采取措施，最大限度地降低季节与气候的变化对人体的损伤，同时从自然中汲取能量。本月采取先行养生法，建议食用 2 月立春的“福豆（炒熟的大豆）”和饮用玫瑰茶。通过这种方式，可以改善因“肾寒”导致的肾功能下降，以及随之引发的雌激素紊乱。

“福豆”往往在正月期间才开市。建议大家把它作为一种常备的零食，因为大豆中的异黄酮与雌激素有着相似的分子结构，能够与女性体内的雌激素受体相结合，对雌激素起到双向调节的作用。大豆还含有丰富的蛋白质。每 100g 大豆中含有约 37.5g 的蛋白质，而人类每天需要摄入约占自身体重 1/1000 的蛋白质（例如，体重为 50kg，所需蛋白质即为 50g）。尤其在气候恶劣的冬季或夏季，基础代谢升高，蛋白质的摄入必须得到保障。

玫瑰茶，指用蔷薇、玫瑰的花冠或花蕾制成的茶。汉语也称其为玫瑰花茶，英语里则叫 rose tea。在 12 月第 3 周（见第 304 页）中我们介绍过，红色是能够赋予人活力的颜色，在提升阳气的同时，对雌激素有着积极影响。

1 月尚未到鲜花盛放的季节，但我们可以通过饮用玫瑰花茶先行获得“花开”的体验。对一般人来说，2 月的立春节气就是个喝玫瑰花茶的好时候。对雌激素紊乱或痛经严重的朋友来说，建议提前一个月就喝起来。

如果没有生理期问题困扰，但因寒冷偶感乏力，也可以适当饮用玫瑰花茶。中医认为，饮用玫瑰花蕾泡的茶效果更佳，其原因是，小而稚嫩的事物阳气更加旺盛。因此在挑选玫瑰花茶时，请尽量选择花蕾。此外，玫瑰花茶还有提升免疫力的功效，所以在春季，如果有花粉症、皮炎症状加重的情况，建议从 1 月就开始饮用玫瑰花茶。

◎分别制订“即刻开始的新年计划”和“春季开始的新春计划”

每逢新年，很多人都会设定未来一年的新目标，或者为迎接新挑战而做准备。还有些人会以新年为契机，开启与去年迥然不同的、焕然一新的新征程。

实际上，从季节对我们身心健康的影响来说，1 月并不是一个适合开始各项事务的月份，把那些可能导致剧烈心理变化的活动或重大的改变安排在春季（2 月以后），会更有益于事情的顺利开展。

按理说，像转行、搬家这种重要的决断，应该结合身体情况和近期忙碌程度等因素来做决定。如果在 1 月突然动了这样的念头，建议三思而后行。

这一时期应该遵循“沉着冷静”这一关键的养生心态。越是重要的事情，越要从容不迫、拓宽思路、深思熟虑。只有这样，才可能会出现“灵光乍现”的效果。所以，这时把握机会，付诸实践就好。越是重要的事情，越不要急于做决定，至少要思考一阵后再说。我建议，等到 2 月春季到来之后，再开始行动吧。

新年伊始，本月适合延续过去的习惯，或开展一些偏“静”的活动。当然，也可以循序渐进地为新春计划做铺垫。

可能有人会有“必须从元旦开始做某事”的执念，其实大可不必，不妨放过自己，让身心都轻松些。

例如，设定10个新年目标逐个实现，也是不错的主意。按照优先顺序，分别列出你的新年计划和新春计划吧。

对身心有益的新年目标（示例）

- □ 每天记日记。
- □ 早起半小时。
- □ 上下班不坐通勤车，改为步行。
- □ 重新捡起曾经半途而废的爱好，开始定期练习。
- □ 每天吃一道自制菜（改善饮食生活，宜早不宜迟）。
- □ 重视亲人和朋友。
- □ 瘦身，控制体重。

※ 其他可以通过全年努力来实现的目标，如剧烈变动和新鲜事物请安排在立春过后。

适合在立春后开始实施的目标（示例）

- □ 开始一项新的运动（包括加入健身俱乐部等）。
- □ 转行（如果转行安排在立春以后，可以从1月开始为转行做准备）。
- □ 发展一种新的兴趣爱好。

□ 搬家。

□ 结识新人，拓展人脉。

□ 每天用一小时，学习新的内容。

□ 创业或开启副业。

读到这里，大家已经对季节、气候、日照时间等对人身心的影响有了一定了解。我们要明白，这种影响并不是个例，我们每一个人的身体运行与健康都会不同程度地受到气候与天气规律的影响。

这一自然法则还会影响到人的“潜意识”。所以，我们会在不知不觉间出现身体不适、情绪低落等症状。

也正因如此，我们才需要厘清季节与身体之间的关系，根据季节的特点量身定制一个合理的时间表，通过巧妙地规划一年四季，最大限度地减少精力的损耗，最大程度地实现养生的目的。

只要能够在年初（1月）做好这一年的规划，就可以舒舒服服地安度全年。让我们借此机会，来打造有张有弛又充满乐趣的生活吧。

当然，也不必过分执着于“制订周密的计划”，“在充分理解季节和自身状态的基础上，每天采取对自己有益的行动”才是重要的。

只要我们有了以上这种想法，就已经迈出了增进身心健康的第一步。

制订一份令身心放松的时间表吧

新年目标（新年·1月起实施）

新春目标（春季·2月起实施）

滑雪前的准备运动需为平时的三倍。

新年假期，往往是享受滑雪之旅的好时机。想要避免受伤，即便是平日里坚持运动的朋友，也要花比平时多好几倍的时间来做准备活动，充分的拉伸、热身非常重要。尤其在这一时期，人的生命能量集中于小腿附近。我们需要在这一时期按照脚踝、膝盖、髋关节的顺序做拉伸运动，有意识地促使能量自下而上地提升（见第 282~283 页）。

人体下肢的动脉血管和静脉血管汇集于鼠蹊部。下肢占身体比例较大，但仅有两条主要的血管供应血液，因此充分热身需要时间。

冰天雪地的户外运动，御寒装备必不可少。建议利用针织帽、暖宝宝、颈箍、速干衣、手套等装备来为身体保温。如果手套的尺寸太小导致手腕外露，就可能因着凉而引发健康问题，所以御寒装备要注意选择适合自己的尺寸，切勿过大或过小。

最后，再准备些温热的茶水，来温暖身心吧。

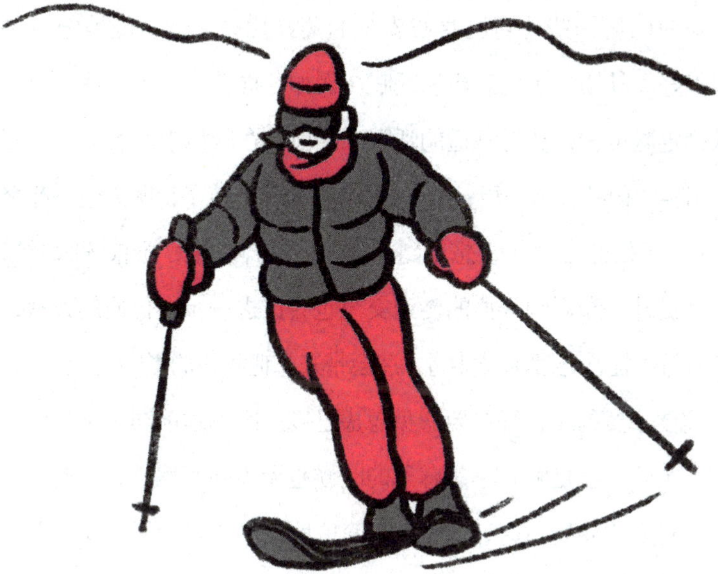

滑雪前的准备活动可提前数日，在空闲时进行意象训练。
通过滑雪影像来复习动作细节，也是很好的准备活动。

◆第1周◆ ◆静◆

用“梦”来调整身心。

四季中唯有冬季最适合增加睡眠时间，让我们巧妙地利用冬季的“梦”来提升睡眠质量吧！

睡前回忆一些让自己身心安宁的美好片段，会本能地把自己带入美好的梦境，实现高质量睡眠。例如，抱着感恩的心情入睡，可以稳定脑电波，获得舒适的睡眠。睡前，在脑海中回想亲人、朋友、同事的面孔，道一声：“×××，今天你辛苦了！明天也一起努力吧！”相信你会收获意想不到的效果。这样一来，不仅睡眠质量会得到提升，和周围人群的沟通交流也会更进一步。优质的睡眠，不仅有益于提升心理承受能力，还会带来其他积极的影响。

需要注意的是，睡前要避免思虑过度。比如睡前回忆某人的笑脸，一个闪念就足够。不想感恩的时候也无须强行感恩，否则反而会想起对方的坏处。这时，要么就简单地说声“辛苦了，晚安”后入睡，要么就干脆换个回忆对象试试。

□________ □________ □________

超多美好回忆的一天

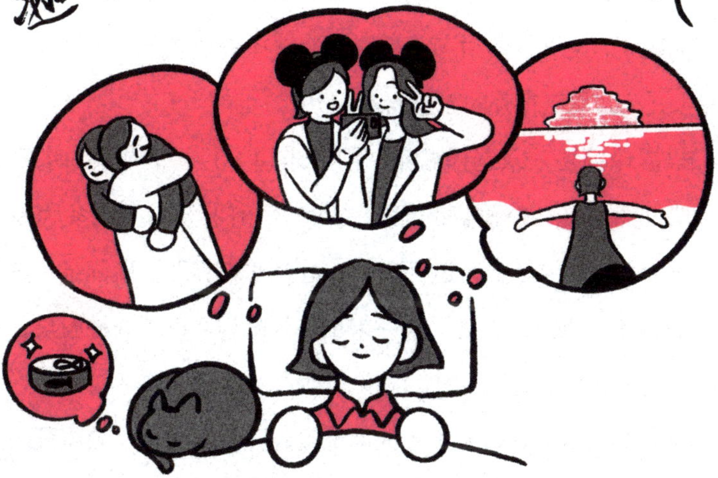

记录日常生活中的“美好时刻”
儿时与家人的温馨时光
愉快的旅行或事件
年轻时经历的高光时刻
……

亲朋好友的笑颜、睡脸
和家中宠物嬉闹的自己
身处自然之中获得的平静感
阳光从树叶间隙洒下的样子

泡温泉，吸收大地的能量。

温泉是从大地深处涌出的能量。全年任何一个时段泡温泉，都对健康有益。特别是在精力衰弱的冬季，泡温泉绝对是外出活动的最佳选项之一。

在雪中泡温泉可以欣赏到冬季独有的景致。可能有许多朋友钟爱露天温泉，但在严冬时节，建议尽量选择室内温泉。一边暖暖地泡温泉，一边欣赏窗外的雪景吧。

根据保健功效来选择温泉，同样乐趣十足。单纯泉，水质柔和，肌肤触感佳，浴后皮肤光滑，我们目前熟知的温泉多为单纯泉。碳酸泉，水温较低，适合久泡，适合养“心”。硫磺泉，具有独特的香味、色泽，有助于改善末梢神经障碍。以上3种温泉，对失眠、自主神经紊乱等症均有疗效。

从保健功效来讲，温泉水的新鲜度越高，其保健功效越强。温泉从涌出地面的瞬间就会开始氧化，其颜色和气味都会发生变化。论水质，当然是刚刚从地下涌出的温泉水品质最佳。虽说如此，也无须过分迷信温泉的水质和新鲜度。泡温泉的次数越多，对身体的治愈效果越显著。因此，建议大家就近精选一处熟悉的温泉，定期光顾吧。

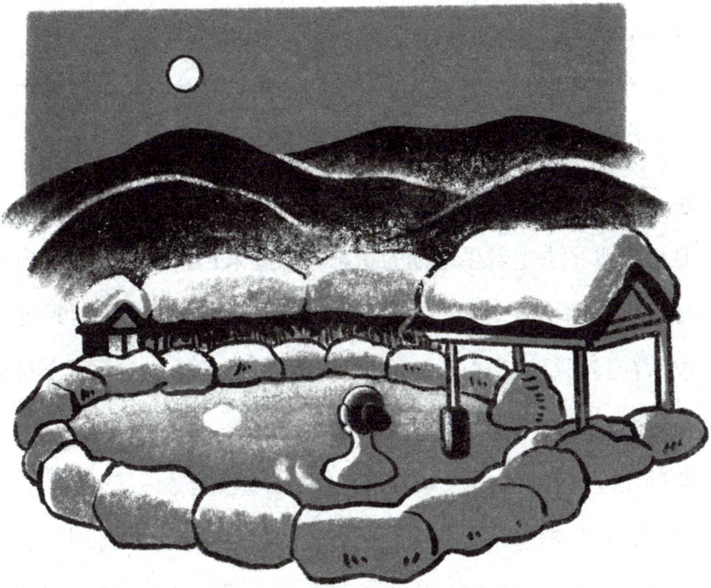

每一处温泉的涌出量都是有限的，所以小型温泉机构的水质更有保障。相比人工温泉，自然温泉的效果更为理想。

对生理期的游玩计划说“No”。

有些女性朋友不重视生理期的保养，即便有痛经症状，也会靠一粒止疼片继续高强度地工作或游玩。可就算没有痛经问题，大多数人也会在生理期时感觉身体发沉，各方面表现欠佳。

如果在生理期有任何不适，最好的办法就是休息。依赖药物勉强支撑身体进行高强度活动的话，可能会导致更年期症状加重或出现其他不良症状。

雌激素水平决定着生理期的状态。因此来自大豆的大豆蛋白成分对缓解生理期不适十分有效。下个月就是立春了，立春时期的大豆不仅富含高质量的蛋白质，而且具有低热量的特点，称得上是男性、女性朋友的最佳零食（见第 311~312 页）。

生理期症状严重的朋友，建议到妇科诊室就诊。

在此，我想提起一类特殊人群——女性运动员。严寒时节，她们处于非常严峻的训练条件之中。如果在生理期坚持训练，可能会导致无排卵症、激素紊乱、抑郁症，甚至曾有人因此断送了运动生涯。所幸近年来，“女性运动员与生理期”的相关研究终于得到职业体育界的关注。

□ ________ □ ________ □ ________

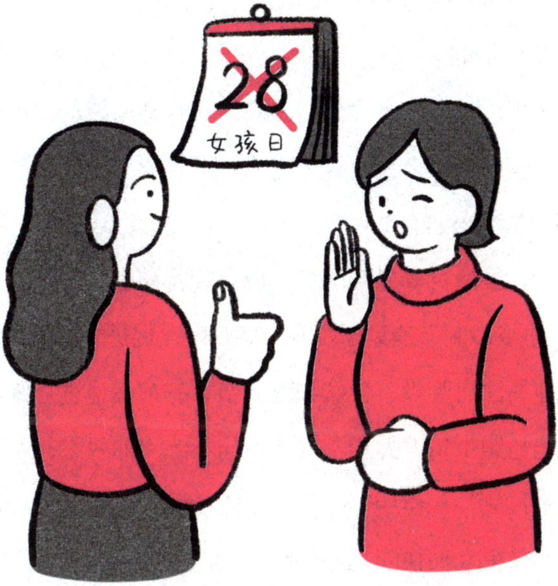

工作的事情暂且不说，如果在生理期有外出游玩的计划，建议另作打算。
为了健康，要把养生排在首位。

练习“坐姿冲刺”，提升心肺功能。

“今天本来是想运动的，可天气太冷不想出门”“在外面稍微活动了一下，结果没达到预计运动量，没怎么出汗”“上班坐了一天，想活动活动肩膀”。

有这些想法时，练习“坐姿冲刺”正合适。该动作可以坐在椅子上完成，也可以跪坐在地板上完成。下半身不动，上半身做跑步冲刺时的摆臂动作就好。

练习时，虽然身体保持坐姿，但肩胛骨和骨盆、髋关节是连动的。因此“坐姿冲刺”有助于提升心肺功能，促进全身的血液循环。请有意识地关注肩胛骨、骨盆和髋关节，有节奏地进行练习。其效果虽然不能与跑步相提并论，但练习与不练习的效果，差别还是很大的。“坐姿冲刺”虽然叫“冲刺”，但终归不是无氧运动中的短跑，而是类似于有氧运动中的快速跑步。当你逐渐适应后，可以融合“短跑冲刺”和“快速跑步”两种模式。“短跑冲刺”模式是无氧运动，大口吸气后屏住呼吸，做冲刺动作，摆臂 10 次后停止。而“快速跑步”模式是有氧运动，摆臂的同时可以有节奏地呼吸。请告诉自己的身体，接下来的 1 年，我们即将通过这种方式来提升心肺功能。

本周“动计划”打卡

□________ □________ □________

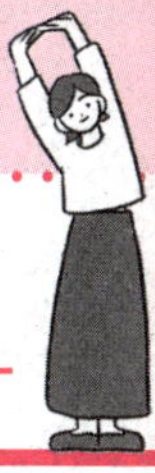

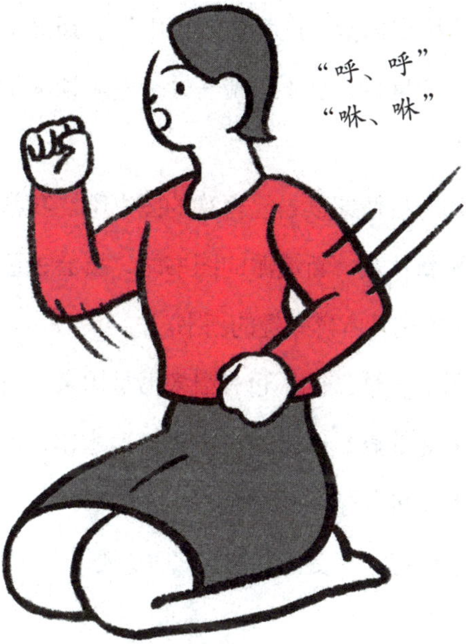

保持左右对称的坐姿，肩部放松，双臂轻轻夹紧。
有节奏地摆动双臂，模拟“冲刺”动作。同时“呼、呼”地呼气两次，再“咻、咻”地吸气两次，在此过程中调整呼吸。
请有意识地用肩胛骨带动双臂活动。

先练习 3~5 分钟，如果身体适应，可以坚持练习 30 分钟。
如果感觉疲惫，练习了 1 分钟也可以中止练习，从力所能及的活动开始练习。

用读书来疗愈平日的疲惫。

新年伊始，让我们趁着闲暇，踏上阅读之旅。在幻想的世界周游，收获新的经历与体验，这就是“自由”。通过书籍，我们可以瞬间移动到另一个世界，且不花费一分一毫。读书是解放思想、解压放松的不二法门。

所以朋友们，尽情阅读自己喜欢的图书吧。我常在网上买书，但当我想要了解新体裁、新流派的图书时，就会去逛逛书店，在书架旁随意翻看，挑出几本感兴趣的新书。

有些书是用来“读”的，也有很多书是用来“看”的。比如，绘本馆、概念书店等就是后者的集中地。美术馆、博物馆的专卖店也值得一去，也许你会有新的发现。

与一本好书相遇，享受安静的阅读时光吧。

本周“静计划”打卡

□ ________ □ ________ □ ________

游记、小说、绘本、漫画、运动纪实类书籍……世界上的书籍数不胜数。
让我们沉浸其中，畅游于书籍带来的新世界吧！

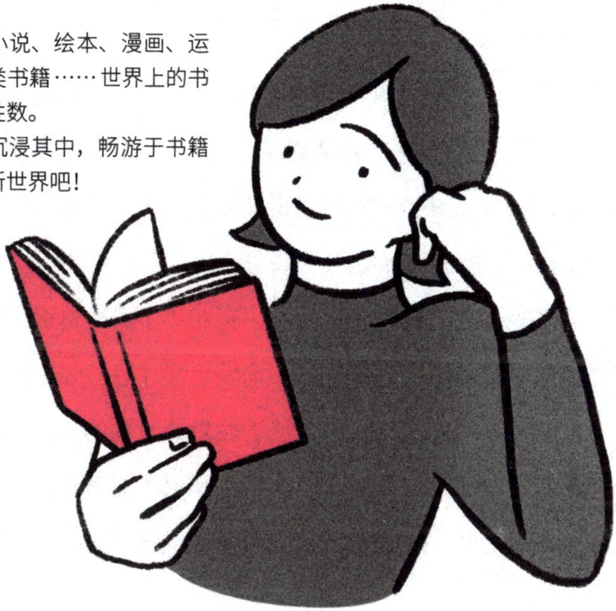

食用粗食[1]，让身体更轻松。

到了大寒[2]节气，脏腑逐渐进入疲惫状态。适量的肉食对防寒与提升体力非常重要，但长期食用高蛋白的食物会给肝脏、肾脏、大脑带来负担。如果以这样的状态进入春季，就会出现胃肠失调或心口、后背不适的症状。

所以在大寒期间想要调和脾胃的话，建议食用蔬菜汤、米粥、“七草粥”[3]等蔬菜粥、蔬菜锅等。这一时期，推荐食用以热蔬菜类为中心的粗食，其中午餐则建议以荞麦面等简餐为主。这样会让我们的身体在午后更加轻松。

有些朋友会在餐后突然感觉困得起不了身，这很可能是潜在的糖尿病或其他隐藏疾病的症状，需要引起注意。如果排除了疾病因素，仍觉得餐后困倦，可能是脏腑疲惫或衰弱的表现。吃得过饱，用于消化、吸收的能量过多，会给脏腑增添更多负担，所以建议大家全年食用粗食，减少脏腑压力，保持生活活力。

---

1 粗食，在这里指的是以谷物和蔬菜为中心，一汤一菜的简单菜谱。

2 大寒，一般在1月20日—2月3日。

3 七草粥，用最早萌生于春天原野里的七种草本植物熬制而成，“七草”包括水芹、荠菜、鼠曲草、繁缕、宝盖草、芜菁、萝卜。

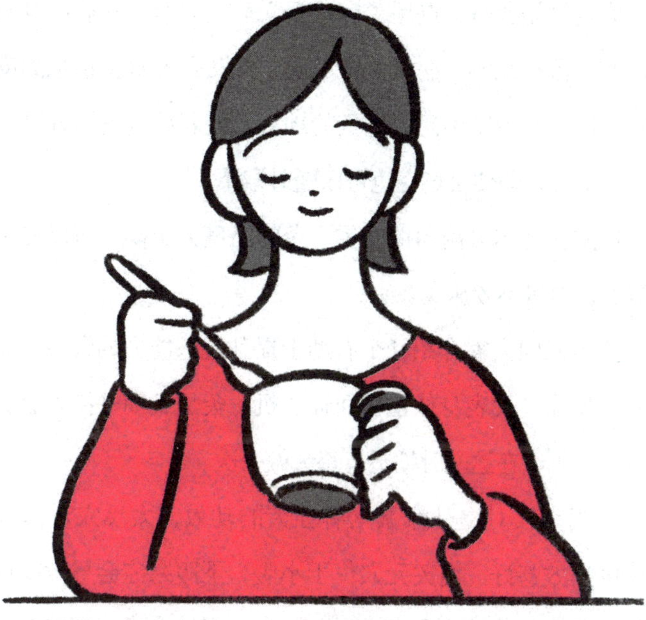

在第 152 页介绍过的“5:3:2”瘦身法，同样也是有效的脏腑保养法。
如果有胃肠失调或心口、后背不适的症状，请一定尝试一下。
每天保证充足的活动量，可以改善脏腑状态，保持身体健康。

用“灸”来提升抗寒能力。

这是冬季的最后一周，让我们做一次“自灸”吧。

为自己施灸时，选用“台座灸”较为安全。在腹部铺上一层厚纸，纸上留有孔洞，在纸上做艾灸，使艾灸不直接接触到皮肤。点火后，把台座灸贴到想要施灸的地方。随着温度逐渐升高，感觉热得受不了时，即便没烧完也可以随时取下。

皮肤上有水分附着的时候，灸的温度会更高。所以在出汗后或出浴后，尽量不要施灸。

接下来向大家介绍几个有助于提升抗寒能力的穴位。如果这几个穴位发凉，代表身体正在面临危机。灸是长期坚持才会见效的调理方式，可以在这一时期坚持每天做一次。

三阴交穴对提升雌激素有强大的功效，太溪穴对由寒冷引发的浮肿疗效甚好。而关元穴位于小腹，下腹寒凉会导致女性的身体机能下降。因此，用灸来温暖关元穴，好处多多。情绪焦急、烦躁时，也可以通过施灸平静下来。

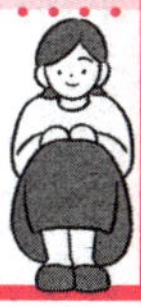

□________ □________ □________

有助于提升抗寒能力的穴位

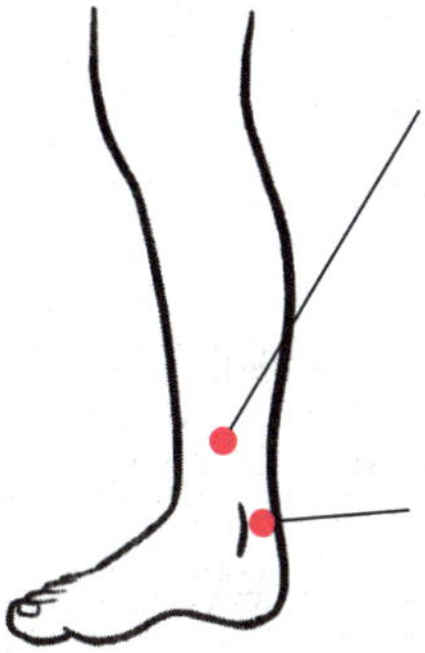

[三阴交穴]

位于足内踝上方 4 指处。

艾灸三阴交穴，可以影响对女性至关重要的“肝”“脾”“肾”3 条经络。

温热三阴交穴，不仅会提高全身的抗寒能力，还会改善头痛等头部不适。

[太溪穴]

位于内踝后方与脚跟骨筋腱之间的凹陷处（见第 241 页）。

有益于生命能量的补给。

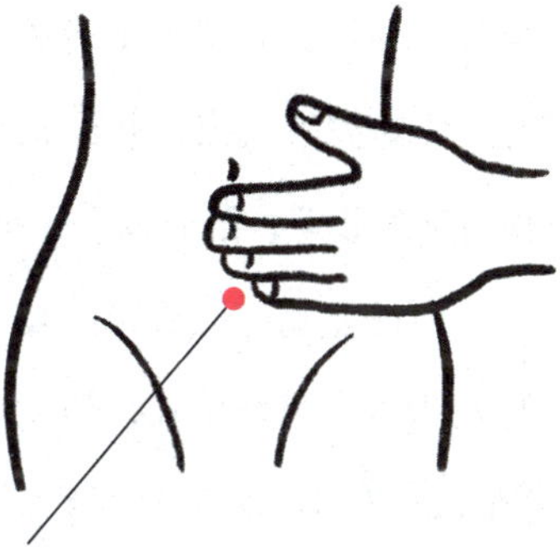

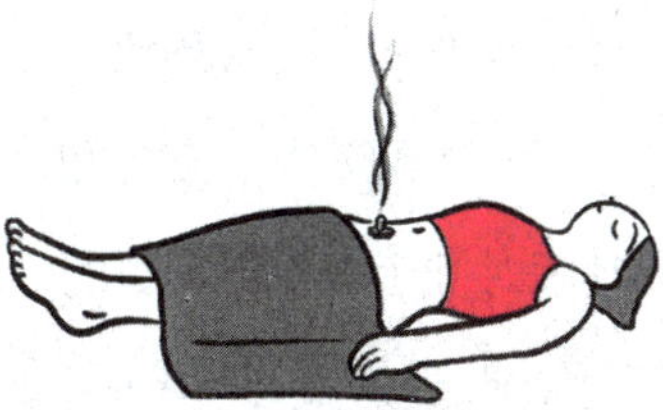

用简易灸来温热关元穴吧。

[关元穴]

位于肚脐下方 4 指处。

疲惫时浑身无力，穴位凹陷无弹性。如果穴位处发凉，说明健康状况非常恶劣。

结语

如果你想改变，从现在开始

通过阅读本书，相信读者朋友们对自己的健康情况有了一些新的认识。人们出于生存本能，往往会有意无意地忽略一些慢性健康问题，或在剧烈疼痛过后忘却。因为大多数人认为关注疼痛可能会给正常生活带来不便，所以在潜意识中选择了回避。一旦适应了当下身体的不适，就可能遗忘曾经的健康状态。我想提醒大家，找回记忆中那个健康的自己，拒绝体内日积月累的疲惫，静心保养、维持健康是非常重要的。

虽说如此，但真正能切身运用中医的养生理论来指导生活的人，其实寥寥无几，即便是我，在创作本书时也时常熬夜。我的 24 小时，大部分都被针灸院的工作、孩子的教育、家务和个人爱好占据了……能牺牲的也只有睡眠时间了。自己欠下的“债”，终究还是要由自己来还的。

本书介绍的养生习惯，正是为那些和我一样忙碌的朋友们准备的。本书是以“周”为单位的养生习惯，若身体不在状态时，可以顺延到下周完成，这样也方便大家随时开启练习。以“周”为单位的养生习惯还有以下这些优点：

就算不能坚持每天练习，1 周总能练上 1 次。

通过 1 周的持续练习，可以形成习惯。

练习 1 周后，就可以体验到效果。

我希望大家通过本书的介绍，能够找到一套符合自己生活模式的养生习惯。有些养生习惯适用于全年，建议坚持练习并静待疗效成功。此外，本书介绍的拉伸等“动”养习惯都很容易上手，相信会让“忙碌族”和“摆烂族”都乐于一试。

我本人就是因为颈部受伤才接触到中医和针灸的，以后可能会和颈椎病打一辈子交道，因此只能做一些低负荷的运动。于是，我总结了一些力所能及的、简单有效的运动方法，诸如坐着、躺着也能完成的动作，推荐给大家。

很多人都觉得自己运动量不足和缺乏运动方法，然而中医提出的“动”养习惯的特点，就在于容易操作且效果良好。如果你感觉自己的运动量不达标，可以加入近几周的“动”养习惯。也许会有人觉得，这都是一些常见的运动方法，没什么特别的。可即便是同样的方法，由于季节和时机不同，也可能会发挥意想不到的效果。只是方法上的细微变化，就有可能让你事半功倍。所以，就算是从前做过的运动，也请按照本书的提示，尝试一次吧！

我在本书的“动”养习惯中推荐过的拉伸或其他运动方式，都亲身体验过。在某次练习后的第2天，我居然在2小时内排便5次，清除了宿便。还有一次练习超过2小时，我通过运用穴位、经络、经筋相关的养生习惯，仅用一天时间，就立竿见影地体验到了运动的效果。

想要像我一样“行之有效”，关键就在于穴位按摩。本书分别在动、静养生习惯中介绍了许多穴位，其中穴位的位置最为重要。如果运动的效果不理想，建议认真参考书中的示意图，重新确认穴位的位置吧。

此外，本书还探讨了近年来的异常气象对身体的影响。随着全球变暖，海水温度上升，温带气旋[1]趋于多发。有时“梅雨前线”[2]还会发展成台风规模的气旋[3]。越来越多的台风在日本附

---

1 温带气旋，通常指气压快速降低的气象现象，是由冷空气结合暖湿气流快速发展而来。

2 梅雨前线，指每年初夏，出现在日本的，雨带自南向北移动的现象，类似我国东部地区锋面雨带的推移。

3 气旋，指在同一海拔的平面上，中心气压低于四周气压的区域。

近海域产生后，以强劲的势头登陆日本岛。无疑，气候的种种变化影响着我们的身心状态。本书以“气象病、气象痛”的形式对这种影响进行了介绍，并介绍了动、静养生习惯，可供大家应对因逐年加剧的气候问题而存在的身体不适。

中医是一座沉淀了数千年的智慧宝库。今天，我们更应该“温故而知新”。先贤们积累的智慧与经验，需要我们活学活用。如果你也想要改变自我、收获健康，那么这本书应该值得一读。

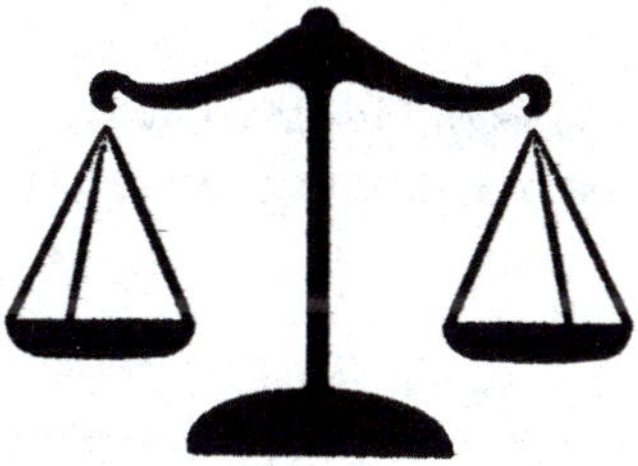

图书在版编目（CIP）数据

动养身，静养心 ：元气满满的四季动静养生法 /（日）铃木知世著 ；李子，白建译. -- 武汉 ：湖北科学技术出版社，2025. 6. -- ISBN 978-7-5706-4056-0

Ⅰ. R161

中国国家版本馆 CIP 数据核字第 2025RW8937 号

动养身，静养心 ：元气满满的四季动静养生法

DONG YANGSHEN JING YANGXIN YUANQI MANMAN DE SIJI DONGJING YANGSHENGFA

策划编辑：刘志敏　　责任校对：李梦芹

责任编辑：王承晨　　封面设计：胡　博

出版发行：湖北科学技术出版社

地　　址：武汉市雄楚大街 268 号（湖北出版文化城 B 座 13—14 层）

电　　话：027-87679468　　邮　　编：430070

印　　刷：三河市嘉科万达彩色印刷有限公司　　邮　　编：065200

880 毫米 ×1230 毫米　1/32　11 印张　1 插页　215 千字

2025 年 6 月第 1 版　　2025 年 6 月第 1 次印刷

定　　价：52.80 元